高压氧疗法的护理实践

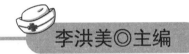

李洪美◎主编

黑龙江科学技术出版社

图书在版编目（CIP）数据

高压氧疗法的护理实践 / 李洪美主编 . -- 哈尔滨：
黑龙江科学技术出版社，2022.7（2023.1 重印）
ISBN 978-7-5719-1457-8

Ⅰ.①高… Ⅱ.①李… Ⅲ.①高压氧疗法—护理
Ⅳ.① R473

中国版本图书馆 CIP 数据核字 (2022) 第 101560 号

高压氧疗法的护理实践

GAOYAYANG LIAOFA DE HULI SHIJIAN

作　　者	李洪美
责任编辑	陈元长
封面设计	金李梅
出　　版	黑龙江科学技术出版社
	地址：哈尔滨市南岗区公安街 70-2 号　邮编：150007
	电话：（0451）53642106　传真：（0451）53642143
	网址：www.lkcbs.cn
发　　行	全国新华书店
印　　刷	三河市元兴印务有限公司
开　　本	710mm × 1000mm　1/16
印　　张	8.5
字　　数	120 千字
版　　次	2022 年 7 月第 1 版
印　　次	2023 年 1 月第 2 次印刷
书　　号	ISBN 978-7-5719-1457-8
定　　价	48.00 元

【版权所有，请勿翻印、转载】

　　高压氧（hyperbaric oxygen, HBO）是指在高于海平面气压的情况下使用氧气，随着气压的上升，氧分压也随之上升。在 HBO 常用的 1.5～2.5 ATA 范围内，吸入空气氧分压为 239.4～394 mmHg，吸入纯氧氧压为 1 053～1 813 mmHg。众所周知，人体动脉 PO_2 在 O_2 扩散梯度的过程中扮演了重要的角色。同时，人们逐渐认识到提高氧分压对血红蛋白携带更多的氧帮助不大，而随着压力上升，物理溶解的氧增加，常压下动脉血氧含量约为 20%（20 mL/100 mL）。如果在 HBO 常用的 1.5～2.5 ATA 范围内，氧含量可增加到 23%～25%，使物理溶解氧大幅增加，更有利于缺血缺氧组织的恢复。在高压氧治疗过程中，加压、减压操作是重要环节，不仅占据的时间多，而且是导致副作用的重要因素。操作人员只有认真负责，细心观察，严格按操作规程方可使治疗顺利进行。因此，高压氧治疗的护理要求也是相当严谨的。

　　随着现代医疗技术的快速发展，诊疗技术也在不断更新。现代医疗技术的发展势必带动护理技术的提高，同时，临床对护理人员素质的要求也越来越高。本书在内容上强调基础知识、理论和技能，注意体现知识的更新，反映学科和专业的发展。全书内容翔实，具有实用性、针对性及发展性的特点，结构顺畅合理，各部分内容独立成章，兼具了承前启后的作用，内容流畅，叙述简洁，有效、快捷地引导读者理解主要的和关键的核心内容。

　　本书由来自山东省淄博市职业病防治院的李洪美主编，编者参阅了大量书刊、网站中有关高压氧疗法及护理实践的最新研究成果和文献资料，引用了部分前辈和专家学者的观点及著述，由于版面所限，不能一一列出，在此对相关作者表示诚挚的感谢。另外，由于笔者的时间和精力有限，书中难免存在不足之处，望广大读者和各位同行给予批评指正。

编者

作者简介

　　李洪美，女，中国农工民主党党员，毕业于山东大学护理学院。大学本科学历，副主任护师，1990年参加工作，现于淄博市职业病防治院高压氧室工作。能熟练掌握高压氧舱主要设备和装置的使用与操作方法，准确完成各项护理工作，具备良好的心理素质和应急能力。多次承担并完成重度大面积烧伤患者的抢救护理工作、各类急性职业性重度患者的急救护理。先后在国家级刊物发表论文8篇，发表SCI论文1篇，参编著作1部，发明实用新型专利3项。

目 录

第一章　绪论

第一节　高压氧的概述

一、高压氧的定义

（一）高压氧

从生理上讲，凡超过 1 个大气压的压力即称为高气压，这与工程上的压力容器、空气压缩机、阀门等分类中的"高压"不是一个概念。高压氧指患者在高压环境中通过空气加压舱内的面罩或类似的装置吸纯氧，或在氧气加压舱内呼吸舱内气体。

（二）高压氧舱

高压氧舱简称氧舱，是专门用以在高压下吸氧的加压舱。氧舱除了一只耐压密闭舱体外，至少还需要有与其配套的安全附件、供排氧系统和电气系统。对空气加压舱来说，则还需包括空气加减压系统、控制系统、空气调节器和消防设施等。

二、高压氧治疗的基本原理

（一）增加血中溶解氧量

高压氧治疗的生化机制中最基本的一条是增加血氧含量，具体增加多少，理论上可以用公式计算，即动脉全血氧：全血氧含量 = 化学结合的氧含量 + 物理溶解的氧含量 =1 g 血红蛋白（hemoglobin, HB）结合的氧量 ×HB 量 ×HB 氧饱和度 + 血氧溶解度 × 血氧分压。假定在 0.3 Mpa abs 氧压下吸氧，通过公式计算，血浆物理氧溶量将是常压下吸空气时的 22 倍，这个值高于机体静息状态下的组织耗氧量。在这种情况下，即使没有血红蛋白也可维持生命，这就是无血的生命。

（二）增加血氧弥散半径

气体的弥散总是从高分压区移向低分压区。假定在 0.3 Mpa abs 氧压下吸氧，动脉血氧分压达 285 kPa，与组织间的氧分压 57 kPa 形成显著的压差，为 228 kPa，所以氧从血液中向组织弥散的速度快、距离远。

（三）加速侧支循环形成

高压氧可促进纤维细胞的生长，促进胶原蛋白的形成，促进成骨细胞、破骨细胞、粒细胞的生长，从而促进心血管的生成，加速侧支循环的形成，有利于伤口的愈合。临床上可用于治疗断肢（指、趾）再植皮、瓣移植、骨延迟愈合等。

（四）减少血流量

高压氧下全身血管（除椎动脉和肝动脉外）都收缩，导致所灌注范围内血流量减少。例如，对于脑外伤或脑梗死，脑血管收缩可使脑血流量减少，于是脑血管渗出减少，颅内压降低，脑水肿减轻。

三、高压氧对人体生理功能的影响

有氧气以来，人类慢慢认识到氧气在生命运动中的作用机制，人体的正常生理活动依赖正常的氧供应，减少或增加氧供应达到一定程度，都会引起机体的各种生理性或病理性反应，氧气逐渐被运用到各种疾病的治疗中，氧对机体影响的研究已引起了更多的重视。氧疗可用于纠正缺氧，提高动脉血氧分压和氧饱和度的水平，改善组织缺氧，促进代谢，以维持机体生命活动，是辅助治疗多种疾病的重要方法之一。但过度给氧可导致氧中毒，其对机体多系统造成损伤的现象逐渐受到人们的重视。本书旨在探讨过度给氧的危害，为临床合理氧疗提供理论依据。

吸氧治疗的给氧方式有两种：一种是低浓度吸氧，另一种是高浓度吸氧。低浓度吸氧（吸氧浓度低于 35 %）一般用于慢性支气管炎、肺气肿、肺源性心脏病等。高浓度给氧（吸氧浓度大于 50 %）一般用于急性呼吸衰竭，如呼吸和心搏骤停、急性呼吸窘迫综合征、急性中毒（如一氧化碳中毒，即煤气中毒）、抑制性呼吸等。必须分秒必争地使用高浓度或纯氧进行抢救，但不宜长期使用，以防止氧中毒或其他并发症。

氧中毒的发生取决于氧分压，而不是氧浓度。一旦吸入氧分压大于 0.5 个大气压，就会导致细胞受损，出现所谓的氧中毒。人吸纯氧存活时间最长为 110 h，曾报告 2 例分别在 0.90 个大气压氧及 0.98 个大气压氧下于 65 及 74 h 后发生氧中毒，正常人吸氧的氧分压如为 0.33 个大气压，持续 30 d 而不发生氧中毒，当吸入氧的氧分压增至 0.6 个以上，则发生氧中毒。现认为安全吸氧浓度为 50% 以下，虽吸氧时间较长而无损害，在常压下吸氧浓度 60% ～ 70% 可安全使用 24 h。

随着吸入气中氧分压的升高和停留时间的增加，氧的毒性作用表现为对呼吸系统和中枢神经系统的伤害，还包括对红细胞的破坏和视神经组织的损伤。

（一）高氧对肺的影响

由于吸入的氧首先作用于呼吸系统，吸入的氧的分压在肺部显著高于其他器官，因此氧对肺的毒性出现较早，主要表现在气道、肺血管床和肺组织改变，即早期为渗出期，后期为增生期。用电镜观察大鼠吸入纯氧后的肺部改变，发现吸纯氧 6 ～ 24 h 肺部无明显改变，48 h 后肺毛细血管内皮肿胀及间质水肿，72 h 后毛细血管广泛破坏，肺间质明显增厚及明显细胞浸润，到后期有肺泡上皮细胞肿胀和变性坏死，肺泡内充满渗出液，内含红、白细胞等。

1. 气道改变

气道改变会引起弥漫性肺泡损伤、内皮细胞膨大、间质水肿和 II 型肺泡细胞优势程度增加等早期病理改变；导致肺不张，肺泡内白细胞、红细胞和吞噬细胞积聚及肺泡透明膜形式；细支气管、支气管上皮组织轻度淤血，并有明显巨噬细胞、嗜酸细胞及淋巴细胞出现等变化。

2. 肺血管床改变

肺血管床改变包括毛细血管充血、血细胞颗粒性变和增殖；缩小肺动脉腔，增厚肺动脉管壁，增加肺泡壁和肺泡腔内单核细胞数量，随着暴露时间延长，血管损伤逐渐加重，肺小血管管腔缩小、闭塞；氧代谢物及其毒性产物可损伤肺泡毛细血管膜和肺动脉壁细胞。

3. 肺组织改变

肺组织改变主要为支气管周围和血管周围水肿，间质内液体积聚及细胞浸润，电镜观察可见肺泡上皮细胞内线粒体肿胀；过量Ⅰ型胶原等细胞外基质蛋白的生成和沉积，可经历一个由致密纤维组织沉积、慢性支气管炎和毛细支气管炎、肺气肿，以及大量胶原沉积导致肺泡间隔不规则性增厚构成的渐进性肺损害的演化过程，是高氧性肺损伤病理损害发展的最终结果，可导致肺纤维化。

（二）高氧对中枢神经的影响

高氧对神经鞘膜新陈代谢和电解质传导产生影响，脑细胞膜的类脂质的过度氧化可破坏膜的完整性。高压氧对神经传导有关的酶的灭活和易敏感酶的合成的抑制，可能使中枢神经系统内出现不协调的生物电活动和神经冲动，发生紊乱，脑电图可见双侧大脑半球同步或随机发生的皮质和皮质下棘波，表现为横纹肌抽搐。

（三）高氧对眼的影响

高氧使视网膜血管收缩、视野缩小、视网膜电位消失以致失明。曾有新生儿吸氧而致失明的报道，以及视力突然丧失或眼科检查发现视力下降。高氧使视网膜血管收缩，致视网膜缺血和代谢障碍，细胞在营养物质不足后开始消耗自身所储备的能量物质，势必进一步使细胞发生崩解。视网膜电位的消失是视损害及中毒程度的客观指标。

（四）高氧对血液的影响

高氧可损害血管内皮细胞，收缩血管，聚集及损害血小板，严重时可引起溶血现象。高氧暴露可导致机体一系列基因表达、细胞因子及细胞、器官等生理功能的改变，超过人体耐受阈值时还能导致机体器质损害。

第二节　高压氧舱的临床治疗作用

高压氧舱是治疗各种缺氧症的设备，舱体是一个密闭圆筒，通过管道及控制系统输入纯氧或净化压缩空气。舱外医生可通过观察窗和对讲器与患者联系。

（一）原理

氧气是由血液携带的，氧气进入肺会立刻溶解到血液中，溶解的过程就像将一勺白糖放到水中一样快。正常人血液中所溶解的氧气量与环境压力有关系，人们生活在有大气压的环境中，由于空气中的氧气只有 1/5，所以人血里溶解的氧气很少，满足不了人体的需要。氧气容易进入红细胞中并随红细胞移动，溶解在血里的氧虽少但却非常重要。因为红细胞携带的氧气比溶解到血中的氧气高几十倍，所以能满足正常人的需求。如 1956 年荷兰的科学家做的高压氧实验。将小猪身上的血从动脉抽出后再从静脉注入盐水，然后放到高压氧舱中并加上 3 个大气压的氧气，小猪在这个高压氧舱中活了 15 min，而把血重新输入小猪的身上后它活得还是很好，此时小猪是靠溶解氧继续活着的，科学家将此实验命名为"无血液的生命"。科学家经过多次实验后得出结论：人在高压氧舱中，溶解在血液中的氧随着氧舱压力的增高而增加，在 2 个大气压的氧舱里吸纯氧后，溶解在血液中的氧气增加了 14 倍，在 3 个大气压下增加了 21 倍。

（二）适用范围

高压氧适用于以下疾病的治疗：煤气、硫化氢、沼气等有害气体中毒，脑血栓、脑出血、脑外伤、神经炎、脉管炎、糖尿病坏疽、难愈合的溃疡、胎儿发育不良、新生儿窒息、急性气栓症、减压病、高原病、突发性耳聋、梅尼埃病、眩晕症。

（三）护理人员职责

（1）熟悉高压氧的工作，具有责任感和安全意识，执行各项规章制度，工作认真细致。

（2）熟练掌握高压氧舱主要设备装置的使用及操作方法。

（3）了解高压氧对人体各系统生理功能的主要影响和可能发生的并发症及事故。

（4）熟悉进舱前及入舱治疗的注意事项。

（5）能进舱护理患者。

（6）准确及时地填写各项护理、治疗、操作记录。

（7）严格执行高压氧科室医师制定的治疗方案，不可擅自更改。

（8）高压氧治疗前舱内应准备好治疗、抢救药物和各种医疗抢救检查用具。

（四）治疗前的护理

（1）入舱前做好宣传解释工作，使患者明确治疗目的，消除紧张恐惧心理，杜绝幽闭恐惧症的发生。

（2）入舱前应了解每个患者的诊断、治疗方案和常规检查结果及健康情况，及时发现禁忌证，防止发生副作用和意外。

（3）进舱前教会患者预防各种气压伤的基本知识，了解耳咽管通气方法。患者及鼻塞者进舱前 10 min 给予 1 % 麻黄碱或盐酸萘甲唑啉滴鼻液点鼻，教会患者张开咽鼓管的动作要领，如捏鼻鼓气法（又称咽鼓管吹张法，闭嘴，用拇指、食指捏住鼻孔，用力向外做呼气动作，增加呼吸道压力，以张开咽鼓管口，使空气进入鼓室，平衡内外压力），做张口、吞咽等调压动作。嘱患者升压时可饮水、嚼糖果，在减压时不要屏气。

（4）进舱人员必须遵守氧舱医疗安全规则，严禁将易燃易爆物品（火柴、打火机、酒精、油脂、万花油、清凉油、汽油、爆竹、电动玩具、发火玩具等）带入舱内。不宜穿戴易产生静电火花的衣物（氯纶、尼龙、腈纶、丙纶、毛织品、膨体纱等）入舱，特别是纯氧舱和不能控制舱内氧浓度的高压氧舱，只能穿全棉服装进舱，以防舱内起火或发生爆炸事故。手表、钢笔、保温杯等物品也不宜带入，以免损坏。

（5）治疗前应排空大小便，二便失禁或昏迷患者进舱前应得到妥善处理，并备好大小便器。为保持舱内空气干净无味，对瘫痪及昏迷患者应经常擦洗皮肤、会阴，搞好口腔卫生，以避免将不良气味带入舱内。进舱前应更换清洁专用鞋。

（6）进舱前不要饱食、饥饿和酗酒，一般情况下，最好在饭后 1 ～ 2 h 进舱。

（7）患者戴导管入舱时，要检查导管是否通畅，并妥善固定导管，使之不移位，不伸入体内或脱出，以防逆流。

（8）舱内应备齐各种检查、医疗、护理所需的器具和药品，舱内常备药品应定期检查、更换，防止过期失效。

（9）治疗前检查阀门、仪表、通信、照明、供气、供氧、通风等系统运转是否正常。同时调节好舱内温度，冬天要加热至 18～24℃，夏天要预冷至 28℃后才能进行治疗。

（10）治疗前检查患者输液是否通畅，静脉穿刺部位有无红肿，注意备足舱内治疗时所需的液体和药物。舱内输液最好使用开放式输液瓶，以便于添加药物和避免减压时气体膨胀、玻璃瓶破裂。

（五）治疗中的护理

1. 加压过程中的护理

（1）操作人员在开始加压或进行每项操作之前，都应明确告知舱内人员，如"开始加压，有什么不舒服"等。

（2）掌握合适的加压速度，预防各种气压伤的发生。舱压升至 0.16 MPa 之前，加压速度应缓慢，并不断询问患者有无耳痛。上述压力若能顺利通过，加压速度可稍加快，若出现患者耳痛比较明显，或昏迷的患者和小孩在加压时躁动不安，则应暂停加压；如调压仍有困难，耳痛无明显缓解，可适当排气降压，同时向鼻内点滴麻黄碱。经上述处理疼痛消失，可继续加压，若经各种努力，调压仍不能成功，应减压出舱。

（3）高压氧治疗的压力范围一般为 0.2～0.3 MPa。

（4）从加压开始到升至规定压力所需的时间称为升压时间，如由于某种原因而使加压过程暂停，接着又再加压到规定压力，此全部时间均应计入升压时间内。

（5）加压速率常规治疗压力为 0.20～0.25 MPa，加压时间为 20～25 min。在加压的初期升压速度宜慢，加压至表压 0.06 MPa 以后，只要患者可耐受，加压速率不限。加压过程中，特别注意观察昏迷患者的面部表情，有无鼻出血等情况。观察高血压患者有无头痛、头昏，以及原有肺功能障碍或有呼吸浅弱的患者呼吸频度和幅度的改变。

2. 稳压吸氧过程中的护理

（1）稳压时间也就是高压氧治疗时间。在整个稳压期间，应使舱压保持恒定不变，当出现舱压有升降时，应及时排气减压或进气升压，舱压波动范围不应超过 0.005 Mpa。

（2）面罩吸氧：大中型高压氧舱均用压缩空气加压，患者戴口鼻面罩吸纯氧。危重、昏迷患者采用一级吸氧。面罩吸氧时应注意以下五点事项。

第一，正确佩戴面罩，保持良好接触。面罩应与面颊部紧贴，防止空气漏入面罩。

第二，危重、昏迷患者如采用一级吸氧装置，则橡皮囊与肺相通，当橡皮囊受到猛烈挤压、碰撞或囊内过度充盈而使肺内压力大于胸壁压力时，有可能造成肺气压伤。因此，吸氧时严禁拍击橡皮囊，并随时注意囊内氧气充盈程度。

第三，在吸氧过程中必须严密观察患者有无氧中毒的表现。当发现患者有烦躁不安，颜面及口唇肌肉抽搐，出冷汗或突然出现干咳、气急，或患者自诉头昏、眼花、恶心、无力等症状时，应立即处理，如情况未见好转，应减压出舱。

第四，为防止氧中毒，宜采用间歇吸氧法，如吸氧 30 min—吸空气 5 min—再吸氧 30 min—吸空气 5 min—最后吸氧 20 min，或吸氧 40 min—吸空气 10 min—再吸氧 40 min。在 0.3 MPa 下用这种间歇吸氧法，吸氧总时间不应超过 120 min，在 0.2 MPa 下吸氧时间不超过 240 min，均属于安全吸氧范围。

第五，如患者为橡胶面罩过敏者，应在面罩下垫以无菌纱布，使之不直接接触皮肤，避免产生过敏反应。

（3）供氧压力一般为 0.4 ～ 0.5 MPa，大于 0.6 MPa 时患者可能出现胸部闷胀感，小于 0.4 MPa 时患者可感觉到气不足且呼吸费力。供氧量一般为 10 ～ 15 L/min。

（4）注意通风换气。通过高压氧舱的进气阀使新鲜的压缩空气或压缩氧气（单人纯氧舱）注入舱内，同时打开排气阀，以排出舱内混浊空气。但必须注意，入气量等于出气量，使舱压保持不变。

3. 减压过程中的护理

治疗结束后舱压由高压降至常压的过程称为减压。由于患者和陪舱人员在高压环境下停留了相当长的时间，机体内的体液和组织中已溶解了较多的压缩气体，特别是氮气，因此减压时必须控制在适宜的减压速度。减压方法有匀速减压和阶段减压两种，减压时的护理注意下列事项。

（1）严格按照高压氧治疗方案进行减压，不得随意缩短减压时间或改变减压方案。

（2）在减压过程中，应嘱患者自如呼吸，绝对不能屏气。

（3）舱内输液使用开放式输液吊瓶，减压时莫菲氏滴管内的气体膨胀，瓶内压力增高，有气体进入静脉造成空气栓塞的危险，因此要注意在莫菲氏滴管内注满液体。如是密闭式输液，瓶内应插入足够长的无菌针头至液平面以上，以保持排气。

（4）减压时所有引流管及皮条均应开放。

（5）昏迷患者、气管插管或气管切开者、休克抢救后血压复升未稳定者或脑水肿出现反复者，应减慢减压速度。

（6）减压时气体膨胀吸热，使舱温下降，应注意保暖。

（7）减压时舱内温度急剧下降，当达到雾点时，舱内会出现雾气，这是正常的物理现象，应适当通风，控制减压速度，以减少或避免这种现象发生。

（8）高气压对呼吸道的刺激使呼吸道分泌物增多，因此应注意随时吸痰，保持呼吸道通畅。在减压最后阶段，由于负压的改变，分泌物难以排出，必要时可使用空针抽吸。

（9）减压初期，由于中耳鼓室及鼻旁窦腔中的气体膨胀，会有胀满感，当压力超过一定程度时，气体可从咽鼓管排出，不适感亦将随之消除。

（10）在减压过程中，胃肠道气体膨胀，可引起腹胀、腹痛，因此治疗前应嘱患者适当控制饮食，选择不产气的食物和饮料。

（11）操舱人员必须集中精神，不得擅自离开操纵台。减压出舱后，应询问患者有无皮肤瘙痒、关节疼痛等不适感，以及早发现减压病的症状。危重、昏迷患者减压出舱应通知主管医师接管。

（六）氧舱清洁工作与消毒

1. 氧舱清洁工作

（1）严格执行消毒隔离制度，注意无菌操作。

（2）在为普通患者治疗时工作人员应衣帽整洁，接触传染病患者时应穿隔离衣、鞋，戴口罩。

（3）为使高压氧舱内环境和空气保持清洁，工作人员和患者都必须换鞋入舱。

（4）对于高压氧办公室、治疗室、患者休息候诊室等一切可能成为传染途径的场所，每日应用湿法拖地，湿擦用具、门窗。

（5）高压氧科专用厕所每日上、下午各打扫一次。

（6）患者专用衣服、鞋，冬天每疗程清洗一遍，夏天根据情况随时更换。

（7）高压氧舱体表每周擦抹一次。

（8）痰盂、便器、垃圾桶用后冲洗干净，浸泡于 30 % 来苏尔溶液中消毒，次日清洗备用。

（9）高压氧治疗室每日应用消毒液湿擦一次，常用物品如器械盒每周高压消毒一次，泡器械盒每周消毒一次，并更换消毒液。

（10）患者专用衣、鞋柜，治疗完一疗程后先清扫干净，再用 1∶200 的 84 消毒液擦抹备用。

2. 舱内消毒隔离

（1）充入舱内的压缩空气和氧气必须符合卫生标准。有条件的单位每次治疗前可喷芳香空气消毒剂，以达到舱内消毒和消除舱内不良气味的目的。

（2）每次治疗结束，应为舱内通风换气，打扫舱内卫生，再用紫外线照射消毒 30 min。

（3）吸氧面罩专人使用，嘱患者每次用后清洗，用前酒精擦拭。

（4）手术患者进舱前，先用 5 % 过氧乙酸或 1∶200 的 84 消毒液擦抹舱室，然后按每 100 m³ 用乳酸 12 mL 熏 30 min，通风后再用清水擦抹，最后用紫外线空气消毒 30 min。

（5）当经确诊为破伤风、气性坏疽与厌氧菌感染者行高压氧治疗时，应严禁带有伤口的其他人员同时进舱，患者出舱后，舱室进行严格消毒。消毒方法如下：一是舱内地板、舱壁、所有用具用 0.5 % 过氧乙酸或 1∶200 的 84 消毒液擦拭，每日一次，共三次。二是空气消毒，每 100 m³ 用乳酸 12 mL 熏 30 min 后通风，再用紫外线空气消毒 30 min，每日一次，共三次。三是舱室封闭 3 d 后再进行大扫除，用空气培养三次阴性后方可开放使用。四是被服用 0.5% 过氧乙酸或 3 % 来苏尔溶液浸泡 120 min，送洗衣房煮沸 60 min，清洗后方可使用。五是所有敷料彻底烧毁。

（6）舱内的吸排氧橡胶管和呼吸三通管每周消毒一次，即用 1∶200 的 84 消毒液浸泡 60 min，用肥皂水擦洗，清水冲净晾干。

（7）单人氧舱每位患者应使用固定被服，一疗程结束后换洗，垫单每周换洗一次。夏天使用竹垫，每日上、下午用消毒液擦抹一次。

（8）舱内每月做细菌培养一次。

第三节　高压氧舱内的安全问题及维护

一、高压氧舱的安全问题

高压氧舱在疾病治疗方面的应用具有丰富的经验，特别是对某些疾患有特殊的疗效，所以氧舱在国内外广泛使用。但由于氧舱内是一个高压和富氧的密闭环境，氧舱又是一套集机械、电气工程和生理、医学等多学科于一体的复杂系统，因此，氧舱质量不合格、操作使用错误或维护管理不当，都会引发事故，对人体造成严重伤害。氧舱可能发生的事故有舱体及其配套压力容器爆炸、快开门机构伤人、气压伤、氧中毒、减压病、窒息、有害气体中毒和火灾。在以上事故中，火灾事故占比为 93 %。氧舱火灾的特点是爆燃。因为氧舱内的富氧环境，其在密闭的环境中一旦发生火灾，就会发生爆燃，氧舱内的温度和压力迅速升高造成气压伤和烧伤，且燃烧会迅速耗尽氧舱内的氧气，使人窒息，而在事故发生后的抢救过程中，必定要紧急快速减压，打开舱门，以使医务人员尽快进入舱内抢救患者，此时又会造成减压病，且在打开舱门时由于新鲜空气的涌入又有可能造成二次燃烧。因此，氧舱一旦发生火灾，将给治疗中的患者带来极其严重的后果（重伤或死亡），所以防止火灾的发生是保证氧舱安全的重中之重。

二、氧舱的定期维护与检查

为了防止事故的发生，氧舱应建立设备保养制度。一般每周进行一次，使用率不高的氧舱可每月进行一次。主要内容有如下七项。

第一，空压机的保养。

第二，检查管路系统的气密性。

第三，接通电源，检查测试各仪器（测氧仪、对讲机、应急呼叫装置、空调控制板，压力表的最高、最低点触电）运行性能。

第四，检查供氧系统的性能与气密性。

第五，空调系统做保养性运转，清洗风口的尘埃和污物。

第六，清理舱内用品，检查舱内压力表、吸引器、舱外摄像头、应急供氧流量计、消防装置，均需呈良好状态。

第七，检查电路电接点有无松动。

定期检查是保证氧舱安全的重要一环，氧舱进行定期检查的目的是预防事故的发生，确保氧舱安全运行，尤其是保证患者的生命安全。检查人员必须按照国家有关标准规范及检查程序的要求进行严格检查，并根据检查结果做出氧舱能否安全使用到下一个检查周期的正确判断。

三、氧舱维修维护中特别要注意的问题

由于氧舱是特种载人压力设备，在维护和维修过程中，如果不注意或疏忽大意就有可能造成严重的后果。在氧舱运行过程中，当氧舱的操作人员或维护、维修人员发现舱体或其他系统出现异常情况，但不能查明其原因，怀

疑不能继续安全运行时，氧舱的使用单位应对氧舱采取停用措施，并及时向认可检验单位如实说明情况。氧舱舱体内的所有器械、设备、传动机构、供氧管路及相关仪表在维护和维修过程中要绝对禁油，严禁在操舱过程中对电器、安全阀、压力管道和电路进行维修。一旦发现观察窗的有机玻璃有老化、银纹或加压次数超过 5 000 次，必须立即更换方可继续使用。严格按照维护、管理的安全规则和规章制度进行操作和维护，氧舱的事故是完全可以避免的。

第四节　高压氧的设备管理

一、高压氧舱设备组成

高压氧舱是一种大型系统设备，主要由氧舱舱体、供排气系统、供排氧系统、电气系统、空调系统、监视操控系统及安全系统等组成。

（一）氧舱舱体

氧舱舱体是氧舱系统的主要组成部分，包括氧舱壳体、递物筒、舱门、观察窗（照明窗）、安全阀等。氧舱壳体一般为圆柱体，由钢板焊接而成，两端焊接标准椭圆封头，为了保证舱体的刚度和有利于开孔的整体补强，壳体的有效厚度一般都较厚，强度有较大的储备。

舱体的开孔一般有四种：一是人员出入的舱门；二是在使用过程中传递物品的递物筒；三是观察舱内情况的观察窗和外照明的照明窗；四是所有管路电缆的穿舱件。

递物筒是在氧舱承压工作期间舱内外快速传递物品的通道，是多人舱必备的装置。舱门是人员进出氧舱的通道，按打开的方向分为内开式和外开式两种。内开式舱门常用于多人舱，其特点是密封性好，尤其是压力升高后的密封性能更好，但是开门时要占用舱内一定空间，不利于舱内发生事故时紧急开门。多人舱的舱门为了便于患者出入，多采用矩形内开门，门的透光宽度不小于 650 mm。圆形舱门直径不小于 750 mm。

观察窗（照明窗）：在氧舱的治疗过程中，为了能够观察到每个患者的情况，需要在舱体两侧设置观察窗。观察窗设置的数量应满足舱外人员可以观察到舱内每一位患者的治疗状态的需求。

（二）供排气系统

压缩空气是空气加压舱的加压介质，大气必须经过机械压缩、分离、贮存和净化，压缩空气的质量必须符合《氧舱》（GB/T 12130—2020）的规定。压缩空气输入氧舱的过程即氧舱的加压过程，压缩空气从舱内排出的过程即氧舱的减压过程。压缩空气的流程中设置了管路、阀门及控制装置。空气压缩机是氧舱供气系统压缩空气气源的动力设备，其主要作用是将大气压缩至一定压力，以满足氧舱内高气压环境的要求。

经空压机排出的压缩空气中常含有各种各样的污染物，主要有两大类：一类是有害气体，如一氧化碳、二氧化碳、油蒸气等；另一类是气溶液，如油的液态、固态和尘埃等微小颗粒。当污染物浓度超过正常范围值时，将对人体产生不良影响。因此，《氧舱》规定，空气压缩机的进气口应避开各种污染源，供排气系统应设置气液分离器和空气过滤器。

储气罐：用以贮存压缩空气，保证在正常或应急情况下向氧舱提供足量的压缩空气，其容积和贮量应满足《氧舱》的有关规定。多人氧舱的储气罐应设置两组；采用无油压缩机时，其出口压缩空气温度不超过37℃，可设置一组。每组储气罐均应满足所有舱室以最高工作压力加压一次和过渡舱再加压一次的容量要求。单人氧舱可配置一组储气罐，应满足舱室以最高工作压力加压四次的容量要求。

供排气系统管路一般采用优质碳素钢制成的无缝钢管，但空气过滤器出口至氧舱内的供气管路及其管路连接件应采用紫铜或不锈钢材质，阀件应选用铜质或不锈钢材质。供、排气系统管路垫片应采用非石棉类材料。

舱内气体置换或称舱内通风换气，是高压氧治疗过程中的一个重要操作环节，是在维持舱内压稳定的状态下操舱人员通过控制舱室的加压阀和减压阀来实现的。换气量、换气时间和换气次数应视舱室大小和舱内人数等具体情况而定，但至少在吸氧时应换气一次。

（三）供排氧系统

供排氧系统是直接提供氧气治疗并与安全密切相关的重要部分，由氧源、氧气汇流排及氧源控制板、氧气减压器、氧气压力表、氧气流量计、供氧器、呼吸装具及排氧装置等组成。

用于高压氧治疗的氧气源有气态氧（瓶装氧气）和液态氧（液氧贮槽氧气）两种。高压氧舱使用的气态氧通常采用容积 40 L 的氧气瓶贮存，5 个或 10 个氧气瓶集中装于氧气汇流排上，经二级减压后再以高于工作舱压 0.4 ～ 0.7 MPa 的压力输入舱内呼吸装具，供患者吸氧治疗。氧气汇流排由汇流管、阀件、压力表及管路附件组成。

为了便于集中操作管理，大、中型氧舱常设有氧源控制板，氧源控制板主要由高压截止阀、过滤器、双级减压器等组成，其主要功能是将氧源气体过滤、减压，向操作台输送安全稳定压力的氧气。氧源控制板应尽量设置在汇流排近处，以缩短高压管路。

氧气阀门：在供氧系统中，常使用的阀件有渐开式的氧瓶阀、氧气截止阀、节流阀，以及直接装在舱外用以应急关闭的铜质球阀等。《氧舱》规定，供氧系统中管路及阀件氧气流速应予以控制，工作压力高于 0.8 Mpa 的阀门应选用渐开式阀门，可防止高速度氧流摩擦过热起火。舱内每路供氧支管的吸氧装具前应设置截止阀。

氧气压力表：供氧系统中主要的安全附件，用以测量供氧系统各管段的压力。工作人员根据压力表的指示来控制供氧的压力、流量参数，保证整个供氧系统在规定的工作压力下正常供氧。氧气压力表表盘上应标以禁油（红色）字样；氧舱控制台上应设置氧源压力表及供氧压力表，精度不低于 1.6 级。压力表的最大量程应为最高工作压力的 1.5 ～ 2.0 倍，指示误差应在允许的范围内。

氧气加湿装置：在氧舱吸氧管路中串接一个湿化瓶，让氧气从水中通过再供患者吸用。其结构原理与临床湿化瓶相似，罐体应能耐压 1 MPa，保证气密性罐及其后的管路须以耐腐蚀材料制成。湿化瓶内应盛装清洁饮用水，经常进行清洗，并防止将水冲入管道。

呼吸装具：由吸氧面罩、三通管、进排气单向阀和吸排氧管等组成。现行高压氧治疗均采用双管面罩，一根为吸氧管，另一根为排氧管。吸氧面罩与带有进排气单向阀的三通管相通。吸气时，进气阀开启，排气阀关闭，呼气时反之。

排氧装置：将含有高浓度氧的呼气排至舱外的装置。该装置由呼气软管、呼气集气管、排氧总管、呼气流量计和三通阀等组成。患者呼出的废氧应通过排氧管路接至室外，排氧口应高出地面 3 m 以上。舱内排氧管不与舱内接通时，吸氧装具与排氧管路之间应设置截止阀。

（四）氧舱的电气系统

医用氧舱的电气系统包括供电装置、配电装置、应急电源、氧舱照明、通信装置及接地装置等。电气系统的设计安装应符合以下要求。

（1）控制台及舱内的电气设备的通用安全要求应符合《医用电气设备 第 1 部分：基本安全和基本性能的通用要求》（GB 9706.1—2020）的有关规定。

（2）氧舱的电源输入端与舱体之间应能承受 50 Hz、1 500 V 正弦波试验电压，历时 1 min 无闪络和击穿现象（如果导线绝缘性能差，线路凝露受潮、老化或机械损伤，当外电路高压渗入时就会发生闪络以致击穿，从而导致电气火花和机壳带电）。

目前新设计的氧舱在供电网络中增加了耐高电压的隔离变压器。舱内的供电是由隔离变压器的输出端提供的，高电压的危险性由隔离变压器承受。隔离变压器的输入端电压和输出端电压都是 220 V，耐压 1 500 V 以上。

（3）氧舱内不得装设断路器、熔断器、电机控制器、继电器、转换开关、镇流器、照明控制、动力控制等产生电火花的电气元件，并在舱外设过载保护和短路保护装置。

（4）氧舱进舱的电气设备工作电压不应高于 24 V（最好低于 12 V）。氧舱进舱导线不得有中间接头，导线应带有金属保护套，金属保护套管口设防磨塞。舱内导线与舱内电器的接点应焊接并裹以绝缘材料。

（5）氧舱应配置带有过放电保护的应急电源装置。当正常供电网路中断时，该电源能自动投入使用，保持应急照明、应急呼叫、对讲通信和测氧仪的正常工作时间不少于 30 min。在供电正常的情况下不间断电源可起稳压（220 VAC）作用。

（6）氧舱接地装置的接地电阻值应不大于 4 Ω。舱体与接地装置之间必须用镀锌扁（圆）钢可靠连接，在舱体和接地装置连接处应附有接地符号标记。

（7）氧舱电气系统与通用电气设备一样，为了保证电气性能，应有良好的绝缘性能。《氧舱》对舱内设置的生物电插座提出了绝缘电阻的要求，生物电插座各插针（接线柱）之间、各插针（接线柱）与舱体间的绝缘电阻应不小于 100 MΩ。

（8）氧舱设备的对地漏电流在正常状态下应不大于 5 mA，在单一故障状态下应不大于 10 mA。

（9）氧舱照明应采用冷光源外照明。舱内平均照度应不小于 60 lux，多人氧舱照度不均匀度应不大于 60 %。

（五）氧舱空调系统

氧舱空调是医用氧舱的重要附属设备之一，空调系统应符合《氧舱》中以下要求。

（1）氧舱治疗舱应设置空调系统，空调控制部分应安装在控制台上。舱内禁止安装采用电辅助加热的装置。舱内温度应控制在 18 ～ 26℃，温度变化率应不大于 3℃ /min。

（2）氧舱每个舱室应在控制台上配置舱内温度监视仪表，温度仪表示值误差不大于 ±2℃。温度传感器应置于舱室内两侧的中部装饰板外，并设置保护罩。

（3）空调系统的电机应设置在舱外。舱内仅有空调工作时的噪声应不大于 60 dB（A）。

（4）在氧舱最高工作压力下，空调系统的电机应满足在额定电压的90％时能启动，在额定电压的110％时不过载。空调系统的电机应配备相应的短路及过载保护装置。

（六）氧舱安全附件及消防设施

医用氧舱舱体和配套压力容器上必须装设安全阀、压力表等安全附件，装设安全附件的要求应符合《固定式压力容器安全技术监察规程》（TSG 21-2016）和《氧舱》的有关规定。氧舱常设置的安全附件及设施有安全阀、压力表、应急排气阀及舱内消防设施等。

1. 安全阀

安全阀是一种根据介质工作压力而自动启闭的安全装置，即当气体介质的工作压力超过安全阀整定压力时，安全阀自动将阀盘开启，并将过量的空气介质排出。当压力恢复正常后，阀盘又能自动关闭，从而使系统内压力始终保持在允许的范围之内。

2. 压力表

压力表是氧舱系统中主要的安全附件之一，用以测量各阶段的压力。在氧舱系统中通常使用弹簧式压力表。仪表的结构有两种形式：开口式和封口式。开口式压力表只能安装在被测压力容器的外部，压力介质经过螺纹接头通入弹簧管内；封口式压力表亦称环境压力表或外界压力表，这种表只能安装在被测容器的内部，环境压力作用在弹簧管的外部。

3. 应急排气阀

根据《氧舱》规定，氧舱舱内外均应设置机械式快速开启的应急排气阀，并配以红色警示标记和标示应急排气阀手柄开关方向的标记。舱外应急排气阀应设置在控制台附近。应急排气阀应保证在规定时间（≤ 2.5 min）内使舱压由最高工作压力下降至 0.01 MPa。

4. 舱内消防设施

根据《氧舱》规定，多人氧舱应设有独立的水灭火装置，在舱内发生火灾时，该装置应能从舱内和舱外任意一侧开启，向舱内均匀喷水，喷水强度应不小于 50 L/m²·min；水灭火装置的供水能力应能满足同时向各舱室供水至少 1 min，喷水动作的响应时间不大于 3 s。水灭火装置的供水管路及阀件应选用耐腐蚀的铜材或不锈钢材料，压力水柜应配置液位指示器，配套容器的内部应做防锈涂层处理。

（七）控制台监控仪表及操作系统

控制台是氧舱的重要组成部分，是氧舱的控制中心。控制台上一般配备压力表、供电电压表、电源开关、氧舱照明、温控仪、测氧仪、空调系统、加减压系统、吸氧动态显示、时钟、对讲机和应急呼叫装置及彩色闭路电视监视等系统。

1. 控制台监控仪表的配置要求

显示仪表：氧源压力表、供气压力表、供氧压力表的最大量程应为最高工作压力的 1.5～2.0 倍，精度不低于 1.6 级。

控制台上对应每一个舱室应配置两只指示舱内压力的压力表，两只压力表的最大量程应一致，精度分别为 0.4 级（精密表）和不低于 1.6 级（普通表）。压力表的最大量程应为最高工作压力的 1.5～2.0 倍，并在最高工作压力处标有红线刻度。

空调控制及温度显示仪表：氧舱空调控制部分应安装在控制台上，舱内温度应控制在 18～26℃，温度变化率应不大于 3℃/min。

温度显示仪表：及时监测氧舱内温度的变化情况。氧舱每个舱室应在控制台上配置舱内温度监视仪表，温度仪表示值误差不大于 ±2℃。温度传感器应置于舱室内两侧的中部装饰板外，并设置保护罩。

2. 氧分析仪

氧分析仪也叫测氧仪，是用来监测舱内环境氧浓度必不可少的仪表。《氧舱》规定，氧舱每个治疗舱室应在控制台上配置不少于一台带有记录仪的测氧仪，且示值误差不大于 ±3 %。测氧仪在舱内氧浓度越限时（舱内氧浓度值应不大于 23 %）应同时发出声光两种信号报警，且报警误差不应超出 ±1 %。在安装测氧仪时应使其采样口分别与舱室和定标气体（或大气）连通。舱内取样口的位置应设在舱室任意一侧中下部，并伸出装饰板外。对采样口应采取有效保护措施，防止污物堵塞。采样流量计的量程应符合测氧仪对采样流量的要求。

3. 对讲、应急呼叫及电视监视系统

对讲系统是保证氧舱正常使用的主要设备之一，是操作人员与舱内联系的主要途径。《氧舱》明确规定，氧舱控制台与各舱室之间应配置带有备用电源的双工对讲通信系统和应急呼叫装置，且在正常供电网路中断时，应急电源能够自动投入使用。

应急呼叫装置的舱内按钮应采用无电气触点式按钮，在控制台上应设置声光信号发生装置，在按动舱内按钮时应持续发出声光报警信号，声光信号应只能由操作人员在控制台上切断。

为了随时对舱内患者的状态进行观察，在控制台上配设闭路电视监视系统是十分必要的。实际上，闭路电视监视系统近几年在高压氧舱已得到广泛的应用。为了便于施工和保障用电安全，电视摄像装置安装在氧舱观察窗外较为妥当。

4. 控制台操作系统

加压、减压调节系统包括手动传动式、遥控自动式及微机程序控制。目前大多数氧舱仍以手动调节为主，要求调节方法简便、灵敏。

供氧系统的调控：为了便于观察每个患者的吸氧情况，带有普通吸氧装具的氧舱在控制台上应配备吸氧动态显示仪或给每位患者配备氧气流量计。舱内设有急救吸氧装具的氧舱，在控制台上应配置截止阀，舱内应配置氧气流量计。

供氧阀和排氧调节阀应布置在控制台方便操作的地方，一切氧气管路上的阀件都应是氧气专用的，操作时应该是渐开式的。应该避免采用球阀和电磁阀，在高压氧气管路上禁止使用球阀、电磁阀等速开阀件。

二、高压氧设备管理制度

高压氧科室管理制度是高压氧治疗工作内容、工作程序和工作方法的条理化、定型化，是科室工作人员必须遵守的行为规范和准则。违反规章制度就会造成管理混乱，因此各项制度必须认真贯彻执行。

（一）高压氧科室安全管理制度

（1）经常进行安全教育，不断增强医务人员的安全意识和职业责任感，使其自觉遵守各项安全管理制度，严格掌握适应证和禁忌证，制订最佳治疗方案。

（2）建立健全各项安全管理制度，如机房安全管理制度、消毒隔离制度、维修安全管理制度等，由科室安全员督促检查，促使措施落实。

（3）严格遵守劳动纪律，操舱人员必须坚守岗位，不看书报、不做私事、不闲谈。

（4）操舱人员应严格遵守操作规程，未经医生同意不得随便更改治疗方案。

（5）每次治疗前，操舱人员必须对每个进舱人员进行认真检查，不得使火源、易燃易爆及易产生静电火花的物品带入舱内。

（6）机房人员应经常检查、定期保养和维修各种设备，使设备保持良好的工作状态。不得让机器及设备带"病"工作。

（7）未经本科室工作人员同意，不得随便进入治疗厅和机房。严禁任何人在大厅、更衣室和机房吸烟，不得在暖气片上烘烤衣物。

（8）如设备发生故障，禁止在设备工作状态下进行检修，以防发生安全事故。

（9）定期更换灭火器，使其保持良好的备用状态。

（二）高压氧科室工作制度

（1）高压氧科室承担全院门诊、住院患者的高压氧治疗任务。

（2）高压氧科室承担本院医疗、科研、教学等各项工作，并应认真完成上述各项工作任务。

（3）高压氧科室应建立交接班制度、学习制度、病案讨论制度及三级查房制度等（按医院14项核心制度执行）。

（4）高压氧科室应特别注重安全管理，包括设备安全管理、治疗安全管理及患者的安全管理等，并应分别制定安全管理制度，定期检查。

（5）高压氧科室工作场所内严禁吸烟（禁止明火）。

（6）非本科室工作人员未经许可不得进入高压氧治疗区和机房、氧气房等处。

（7）高压氧科室实行首诊负责制，不得以任何原因推诿患者。对于危重患者，不得以经济等原因延误治疗。

（8）高压氧科室负责全院住院患者和急诊室的会诊工作。一般患者会诊应于接到会诊通知单后 3 d 内完成（24 h 内完成会诊），急诊会诊应于接到通知后 20 min 内到达急救现场（急会诊 15 min 内到达）。

（9）健全各级医护及技术人员的管理、培养制度，并定期考核。

（10）加强对进修人员的培训和管理工作，建立培训计划，明确指导教师，并应于结业前对进修人员进行考核、鉴定。

（三）进舱人员管理制度

（1）患者和陪舱人员必须经高压氧科室医生检诊、处方，并持卡登记后方可进舱。患者应遵守治疗时间，以免延误治疗。

（2）进舱前应排空大小便，更衣换鞋，不得穿着化纤衣物进舱。

（3）严禁带入火种及其他易燃易爆物品，亦不得带入钢笔、手表、提包和移动电话等物品。

（4）在加压过程中，不断做好耳咽管调压动作，如捏鼻子鼓气、吞咽、咀嚼等。如耳痛不能消除，应立即报告操舱人员。

（5）要熟悉吸氧面罩及通信装置的使用方法。

（6）治疗时出现任何不适，应及时报告，听候医生处置。

（7）保持舱内整洁，不随地吐痰和乱扔果皮纸屑。

（8）不要在舱内喧闹，不要擅自动舱内设备，以确保安全治疗。

（9）减压过程中严禁屏气。

（四）氧舱消毒隔离制度

（1）压缩空气和氧气必须符合卫生学标准。

（2）若使用一人多次吸氧面罩，患者每次用后及时清洗，用前以乙醇擦拭。

（3）每次治疗结束后应通风换气，及时清扫、拖地，舱内用紫外线照射 30 min。

（4）舱内使用的痰盂、便盆、垃圾桶，每天应用 10 % 的 84 消毒液浸泡，然后清水冲洗。

（5）氧舱体表应定期清洁，内壁应定期用消毒液擦抹。

（6）患者专用的衣服、鞋子，每疗程应更换一次。

（7）气性坏疽、破伤风芽孢杆菌感染者严禁与带有伤口的其他人员同时进舱。患者出舱后，舱室必须进行以下严格消毒处理：空气消毒，每 100 m³ 用乳酸 12 mL 熏 30 min，通风后再用紫外线消毒 30 min。舱室内壁、地板和舱内物品用 1 % 过氧乙酸溶液擦拭。舱室经彻底扫除消毒后，做空气培养，3 次阴性后方可供他人使用。被服用 1 % ～ 2 % 过氧乙酸溶液浸泡 120 min，煮沸 60 min，再送洗衣房洗涤后方可使用。所有敷料彻底烧毁。

（8）每周清洗消毒呼吸三通管及吸排氧软管一次，用 1∶200 的 84 消毒液浸泡后，用洗衣粉擦洗，再用清水冲净，晾干备用。

（9）每月进行舱内空气培养。

（10）传染患者应单独开舱治疗，严禁与其他患者同舱治疗。治疗后应进行消毒处理。

（五）高压氧从业人员卫生保障制度

（1）定期进行健康检查。

（2）凡患有以下疾病者，一般不宜从事高压氧专业工作：减压病及其后遗症、自发性气胸、肺大泡、重度肺气肿、高血压、心脏传导阻滞、病态窦房结综合征、重度贫血、出血性疾病、化脓性中耳炎、耳咽管阻塞、癫痫、精神失常、氧中毒。

（3）加强体格锻炼，注意营养，增强体质。

（4）初次进舱或脱离高气压环境超过 3 个月者，应先行加压锻炼（0.2 ～ 0.3 MPa、30 min），适应者方可从业。

（5）为适应高气压环境和降低减压病的发生率，应每月进行一次加压锻炼。

（6）执行陪舱任务者，进舱前充分休息，情绪饱满，并无明显不适。月经期、孕期、过度疲劳者暂不陪舱。

（7）陪舱结束后，应就地休息观察半小时，如有不适，应及时检诊，及时处理。

（8）如条件许可，陪舱人员出舱后应进行热水浴，进食热饮。

（9）进舱频度每日不超过一次，如确有特殊需要，亦应相隔 12 h 以上再次进舱。

（10）每次陪舱后，可酌情休息半天。

三、高压氧设备安全管理

（一）氧舱设置

（1）凡是使用医用氧舱的单位，必须是省级医疗机构执业许可证持有者。

（2）在购置氧舱时，必须向取得国家市场监督管理总局颁发的 AR5 级压力容器制造许可证的单位购买。

（3）制造单位必须向使用单位提供下述资料：一是医用氧舱产品合格证书，内容包括舱体及配套压力容器的合格证书和质量证明书，医用氧舱各系统检验、调试的报告，医用氧舱所用安全附件和仪器、仪表的产品合格证；二是医用氧舱使用说明书；三是监检单位出具的医用氧舱产品安全质量监督检验证书。

（4）空气加压氧舱安装调试好后，要由所在地的地（市）级以上质量技术监督行政部门和卫生行政部门的代表和生产厂方、医院代表共同参加验收，并出具验收报告。

（5）使用单位凭有关资料到所在地的地（市）级质量技术监督行政部门办理使用登记手续，并领取医用氧舱使用证，报省卫生行政部门备案。

（二）氧舱的安全使用与管理

（1）在医院领导和医务部门的直接领导下开展各项设备管理工作。

（2）医用氧舱日常维护保养由各医院专职或兼职设备维护工作人员负责。氧舱的大修由指定的专业厂家负责。

（3）医用氧舱使用单位应配备满足日常维护保养需要的专用维修器材、工具和物料。

（4）医用氧舱设备系统必须维持正常工况，不得带"病"工作，定期进行维修保养。

（5）医用氧舱的维修与保养只能在非治疗期间进行。

（6）医用氧舱使用单位应结合本单位情况制定医用氧舱安全管理、安全操作和岗位责任等制度。

（7）氧舱工作场所，如治疗厅、候诊室、机房等，均需有固定的消防器材，并严禁吸烟。氧舱应设有兼职消防安全员，并定期检查消防器材和安全状况，及时消除隐患，确保氧舱安全。

（8）医用氧舱使用单位不得自行改变舱体结构、供排氧系统和供排气系统，也不得自行改变原设计的医用氧舱加压介质和增加舱内吸氧面罩。

（9）所有在用的各型氧舱均必须通过医用氧舱安全技术检查，未经检查或检查不符合要求的氧舱一律停止使用，检查结果由氧舱使用单位报省医用高压氧质控中心备案。

（三）氧舱查验制度

（1）在每舱治疗前必须由设备维护者和操舱人员遵照查验制度认真查验，并填写氧舱查验表和签名。

（2）在开舱前对供电、供气、供氧及舱内照明、通信、报警、氧浓度监控、彩色电视监控、空调及每个座位的吸排氧装置进行全面检查。检查完毕后立即填写查验舱，如合格才可准许操舱人员开舱。

（3）对查验中所出现的问题应及时处理，如暂不能处理，应立即报告负责人。

（4）治疗完毕，设备维护者对所用舱体进行验舱，验舱内容为检查照明、报警、通信、氧浓度监控、摄像、空调、吸排氧装置等。验舱发现设备故障，必须及时维修。

（四）氧舱对压缩空气和氧气的要求

（1）必须有足够的压缩空气和氧气贮备。大、中型氧舱的压缩空气贮量不能少于所有舱室加压一次和过渡舱再加压一次的要求，小型氧舱贮备的空气贮量必须满足舱室加压两次的要求。

（2）医用氧舱所使用的压缩空气要求无油、无杂质、无味、无有害气体、冷却。压缩空气中，各种有害气体的浓度不得超过表所示的限度。

（3）氧舱所使用的氧气必须是医用氧或液态氧。

第五节　高压氧治疗专科护理

高压氧治疗护理是指由接受过专业训练、经验丰富并具有专业上岗许可证的护士运用正确的操舱方法，为不断变化的压力舱内接受吸氧治疗的患者提供全程看护的过程。

一、统化的整体护理

随着生物 - 心理 - 社会医学模式的出现，高压氧专科护理基本上实现了患者从进舱到出舱的连续的护理过程，刘秋艳等人已将整体护理模式应用于高压氧治疗过程中，其内容包括完成各种危重急症的急救与特殊护理操作、舱内呼吸机的应用及护理、舱内吸痰装置的应用及护理、舱内雾化吸氧、舱内防气道压伤的配乐示教、患者常规及特殊吸氧方法的改进、日程化常规陪舱护理、音乐安抚护理、全程心理护理、治疗剂量的实施、疗效观察、舱内空气和吸氧用具的消毒监测、预约复诊的安排等，同时还能完成各种护理记录单。

二、心理护理

在高压氧治疗中，心理护理是一个重要环节，系统细致的高压氧专科心理护理正日渐受到重视，具体的多样化心理护理形式已融入高压氧治疗的各环节中。

（一）首次接受高压氧治疗的患者的心理护理

对高压氧舱臆想而造成精神负担，这在首次进舱治疗的患者尤为突出，他们对高压氧舱的认识不足，从外观上即产生恐惧感，从而做出荒唐的揣测，看到庞大的舱体、听到各种气流声、联想到危险的传闻、隔离在特殊密闭的高气压环境中，在病痛基础上产生的恐惧心理与强烈的心理需求是可以预见的。将进行高压治疗患者的心理问题归纳为怀疑、恐惧、害怕、惶恐、抵触，给首次接受高压氧治疗的患者实施系统细致的心理护理将直接关系到患者是否选择和坚持高压氧治疗乃至达到良好的疗效，护士应向患者讲解高压氧治疗的过程和疗效，使患者从心理上愿意接受此项治疗；告诉患者高压氧舱是按国家标准设计、通过严格验收后才投入使用的，操舱人员均通过专业培训，持证上岗，高压氧治疗安全可靠；告诉患者治疗时可能出现的不良反应、防治方法和注意事项，让患者有心理准备，以防产生恐惧惊慌的心理。

（二）老年患者的心理护理

绝大多数老年患者因患病时间长，在家庭中受亲属照顾，生活依赖性强，加之对高压氧治疗认识不够，常有恐惧、紧张、自尊、盲目乐观等心理表现。对此护士应向老年患者反复、细致、耐心地介绍高压氧治疗知识，激发他们的求治欲，通过自己的态度、语言、行为等满足患者的自尊需求，护士全程陪舱能带给老年患者的安全感和归属感。

（三）知识缺乏患者的心理护理

报道有 69% 的患者对高压氧治疗知识缺乏，58% 的患者担心氧舱不卫生，消毒不彻底，怕造成交叉感染，有些患者怀疑高压氧治疗的作用，认为吸入氧气只能解决呼吸困难的问题，不能治疗疾病。对此护士应学会因人施护，告诉他们高压氧与常压氧的区别，向他们讲解高压氧的病因治疗、对症治疗和康复治疗三种作用机制，告诉他们舱内空气和物品都经过常规化、规范化的消毒，并定期做空气培养进行监控。

（四）舱内音乐护理

舱内音乐护理是适合所有患者的高压氧治疗专科心理护理，美妙动听的音乐使人放松情绪，可调整心脑血管的舒缩功能。优美的音乐伴随着护士亲切的语言，可清除首次进舱患者的忧虑，让患者在轻松且略带神秘的感觉中开始愉快的治疗，从而使高压氧治疗达到最佳效果。

三、舱内呼吸机的使用及护理

在高压氧舱内呼吸机出现之前，常用传统的药物治疗使患者病情稳定后才进行高压氧治疗，舱内呼吸机的出现使过去不能进舱治疗的患者（无自主呼吸、呼吸力弱、气管切开）可得到早期治疗，拓展了高压氧的治疗范围，为抢救危重患者、争取良好的预后赢得了宝贵时间。报道舱内呼吸机的使用使得各类危重患者的死亡率下降 4.33 %、植物人发生率下降 15 %、治愈率上升 23.3 %、有效率在 90 % 以上。陪舱护士在使用舱内呼吸机救治危重急症患者的过程中，除应用舱内特殊的护理操作、密切观察并及时处理各种病情变化外，尚需要根据舱内呼吸机的使用要求，配合气压升降，正确调整各项数值，以保证安全有效地完成高压氧治疗。

四、气管切开的护理

气管切开作为一种有创人工气道，其在高压治疗中的护理一直是专业护理人员研究和探讨的重要课题，主要包括吸氧方式的选择、人工气道的湿化管理、吸痰的护理、预防感染、脱管的预防及护理。

（一）吸氧方式的选择

目前对气管切开的患者进行高压氧治疗时没有统一的吸氧方式，常用的有如下几种。

（1）头罩吸氧。

（2）直排供氧导管吸氧。

（3）堵塞气管套管戴面罩吸氧。

（4）自制的弯管吸氧。

（5）人工鼻吸氧装置。

（6）双氧口吸氧装置。

（7）"麻醉呼吸回路—三通管"吸氧装置。

（8）单人纯氧舱。

（9）GYQ 型婴幼儿氧罩。

（10）舱内气动多功能呼吸机给氧。

上述各种吸氧装置尤其是氧舱内呼吸机、GYQ 型婴幼儿氧罩等，使各种脑功能障碍的患者早期行高压氧治疗成为可能。

（二）人工气道的湿化管理

有实验证明肺部感染率随气管湿化程度的降低而升高，气管切开后行高压氧治疗的患者吸入高浓度低湿度氧时气体未能充分湿化，易导致黏膜干燥，纤毛运动功能不全，分泌物滞留，细菌侵入。因此，应根据医嘱给予湿气雾化或者药物雾化吸氧，改善患者的排痰困难，增加患者的舒适感，药物雾化还可治疗及预防呼吸道炎症。雾化常与吸氧同步，20 ～ 30 分 / 次，雾化瓶更换 1 次 / 人，用 1：1 000 优氧净液浸泡，每次 20 分钟。

（三）吸痰的护理

由于高压氧舱内环境特殊，对吸痰装置也有特殊的要求，主要包括舱内压力、患者安全、舱内电器、安装连接等。目前国内可在高压氧舱内使用的吸痰装置如下。

（1）利用舱内外压力差的吸痰装置。

（2）直流电源供电的小型便携式吸痰装置。

（3）略加改进的普通电动吸痰装置。

（4）不用电源的吸痰装置。

（5）脚踏式的吸痰装置。

（6）普通注射器。

（7）舱内呼吸机的负压吸引装置。

对于气管切开或气管插管的患者，应选择合适的高压氧舱内吸痰装置，一般情况下大多数空气加压舱普遍在舱内压低于 0.03 MPa 时用脚踏式吸引器吸痰，舱内压在 0.03 MPa 以上时用舱内外压力差的吸痰装置。

（四）预防感染

气管切开患者行高压氧治疗时，应将其安排在远离舱门和压缩空气进出通道的位置，因为靠近舱门和压缩空气进出通道附近的细菌多于其他地方；入舱患者数量越多，舱内细菌的数量就越多，种类越复杂，医院感染的危险性越大，因此气管切开患者最好与普通患者分舱治疗，以防交叉感染。气管切开后患者平卧位是引起误吸的最危险因素，戴鼻饲管进舱治疗的患者头部抬高30°，并至少保持1 h以上，可防止胃内容物返流吸入气管引起吸入性肺炎。

高压氧舱内空气细菌和螺纹管表面细菌含量超标是造成院内感染的危险因素之一。舱内空气以紫外线消毒为主，在室温为19～22℃、相对湿度为48 %～59 %的条件下紫外线照射30 min可使空气中的菌落数小于或等于500 cfu/m³。螺纹管以健之素清毒剂配合使用，定期用环氧乙烷消毒效果非常好。健之素消毒剂5 min杀灭细菌繁殖体100%，且对橡胶和塑料无腐蚀作用，环氧乙烷是一种灭菌效果最好的灭菌剂，用来清洁细长的管道能获得很好的灭菌效果。

（五）脱管的预防及护理

一旦出现导管脱出，患者会因失去有效呼吸通道而发生窒息，因此要做好预防。进舱治疗前认真检查气管套管的固定是否牢固，其松紧度以固定带与皮肤间能伸进一指为宜。对于烦躁不安的患者进舱前给予适当的约束或者使用镇静剂，以防患者自行拔管。一旦发生脱管应沉着冷静，立即采取相应的措施，重新安放气管套管。

五、日程化陪舱护理

随着人们对高压氧促进疾病康复及预防保健作用的认识，日程化氧舱内护理正改变着过去仅针对特殊和危重患者的陪舱护理，以满足患者安全舒适、优质高效的新要求。按工作程序对舱内患者进行调压示教、吸氧指导、病情观察处理、各种治疗护理、及时准确的心理护理等，不仅满足了舱外治疗、护理、病情观察及舱内吸氧过程中突发急症处理的需要，同时也带给患者安全感、信任感。

六、高压氧舱感染监控

氧舱内因容积小、全封闭、患者集中等特点可能导致治疗舱内空气污染严重，患者出舱后氧舱应常规充分通风，紫外线空气照射 30 分 / 舱或喷雾消毒，舱壁地面用 1∶1 000 优氧净消毒液擦拭；吸氧期间根据患者数量适当增加换气的次数和时间，也可放置空气清菌盒。近年来一次性物品对避免交叉感染的直接意义已被普遍认识，一次性吸氧面罩、一次性吸氧管、一次性鞋套已经替代了需回收消毒的吸氧物品。

第二章 内科中的高压氧治疗及护理

第一节 一氧化碳中毒高压氧治疗及护理

一、概述

一氧化碳（carbon monoxide, CO）中毒是一种常见的危急重症，泛指含碳物质在燃烧不完全时其产物经呼吸道进入人体进而诱发中毒症状，其作用机制是通过集合一氧化碳和血红蛋白，形成碳氧血红蛋白，导致血红蛋白失去携带氧气的能力，使患者出现一系列中毒症状和体征，严重者可危及生命。临床以剧烈头痛、头晕、心悸为主要特征，轻者可出现无力、眩晕和恶心呕吐，若病症严重可有浅昏迷、虚脱、步态不稳，还会导致面色潮红，皮肤黏膜青紫或苍白，心跳停止，迅速死亡。目前临床将一氧化碳中毒主要分为三种类型，即轻度、中度和重度，不同类型的一氧化碳中毒早期表现存在较大差异，但无论是何种中毒，均会对人体造成较大损伤。既往临床针对一氧化碳中毒的治疗多以内科治疗为主，但实践证实其疗效存在很大的局限性。临床显示，在常规内科治疗的基础上给予高压氧治疗可以显著提高临床疗效。本部分对高压氧治疗一氧化碳中毒的原理进行论述，并分析其治疗过程中的护理要点。

二、高压氧治疗一氧化碳中毒的原理

高压氧治疗一氧化碳中毒的原理主要包括以下几点。

第一，高压氧可加速碳氧血红蛋白离解，进而消除一氧化碳，恢复血红蛋白携氧能力。氧分压越高，碳氧血红蛋白离解效果越明显。

第二，高压氧能够提高血氧分压，有效增加机体血氧含量，进而确保组织能够得到充足的溶解氧，减少机体对血红蛋白携氧的依赖性。

第三，增加血氧张力和血氧含量，对于改善细胞缺氧和解除一氧化碳对细胞色素氧化酶的抑制有重要作用。

第四，防止和减少并发症的发生，包括心肾功能损害和休克迟发脑病等。

第五，促进颅内血管收缩，降低通透性，进而降低颅内压。

三、高压氧治疗

（一）一氧化碳中毒治疗原则

一氧化碳中毒治疗原则以及时有效地给氧为主，而高压氧疗法可快速清除患者血中的碳氧血红蛋白，并纠正其组织缺氧现象。一氧化碳的中毒机制主要是碳氧血红蛋白增加，减少血红蛋白携氧量，导致细胞出现呼吸功能障碍，进而导致全身组织器官缺氧和受累。因此，改善和抑制碳氧血红蛋白对于缓解患者症状及促进患者恢复都有着重要作用。

（二）高压氧治疗

患者均给予常规内科治疗，包括吸氧、降颅压、给予改善脑循环药物及营养支持等。同时采用高压氧治疗，方法为：经家属、患者同意后，进入高压氧舱治疗，氧气压力调整为 0.22 MPa，稳压吸氧 30 min，完成后指导患者休息 5 min，吸舱内空气，再次吸氧 30 min，前后升压 20 min，减压 20 min。疗程根据患者情况酌情选择，最短 4 d，最长 60 d。

四、护理措施

根据患者具体情况于入舱前、治疗中和减压过程中给予对应护理。

（一）入舱前护理

患者进入高压舱前，护理人员需要了解患者的一般情况，包括病史、中毒时间、中毒程度及昏迷持续时间等，并测量其生命体征变化，包括心率、脉搏和呼吸等，若其波动较为强烈则需实施相关治疗措施，患者体征稳定后方能进入高压舱治疗。此外，在入舱前详细为家属讲解相关知识，包括不良反应和注意事项等，提高其认知度，而对于家属或患者的问题，护理人员需要耐心仔细地回答，同时告知患者、家属无须担心，稳定其情绪，以此消除家属和患者的紧张心理。

（二）治疗中护理

在患者进入高压舱治疗过程中，护理人员需要指导患者以张口和吞咽的方式打开咽鼓管，以降低中耳气压伤的发生，而加压过程中应匀速加压，以防因加压速度过快而产生耳膜穿孔等不良事件。治疗期间定时询问患者是否存在身体不适，若患者出现明显的焦虑、紧张情绪，护理人员需要及时对其进行言语鼓励。指导意识清醒的患者戴好面罩，防止舱内漏氧降低氧浓度，减少安全隐患；对昏迷患者需指导家属保持患者呼吸道通畅、尿管通畅。舱外工作人员密切观察患者神志变化，有无烦躁不安、呼吸困难等症状，做好应急处理。

（三）减压过程中的护理

减压过程中叮嘱患者不要屏气，屏气会造成肺组织撕裂伤，严重肺气压伤。指导患者做吞咽等调压动作，提醒患者注意保暖。减压时胃肠道蠕动加快，会有排气便意，轻微腹痛，应向患者解释说明。出舱时询问患者有何不适，并且告知患者坚持按疗程治疗。

第二节　脑复苏高压氧治疗及护理

一、概述

心脏停搏（cardiac arrest, CA）是导致患者死亡的主要原因，CA 后的神经功能损害给社会带来了沉重负担。目前全球 CA 的发生率为 20 ～ 140 例 /10 万人，尽管患者的自发循环恢复率已在 20 % ～ 40 %，但出院存活率仍很低，院外心脏停止的患者仅 6 % ～ 10.8 % 可存活至出院，院内心脏骤停患者亦仅约 25.8 % 可存活至出院，且这些患者中仅有 9 % ～ 15.9 % 未遗留任何神经功能后遗症，因此 CA 后的脑损伤是影响病死率和致残率的主要因素。目前针对 CA 后脑复苏的药物和方法很多，但效果均不理想。

高压氧（hyperbaric oxygen, HBO）治疗是指在高于一个大气压的环境下吸纯氧的治疗方法。应用高压氧成功抢救 CA 后昏迷的患者迄今已有五十余年的历史，高压氧在脑复苏中的应用日渐增多，并取得了一定进展。

二、心肺复苏后脑损伤的病理生理

CA 及其之后的心肺复苏可以认为是复苏后全身性的缺血 - 再灌注过程。人体发生强烈的应激反应，导致相应的多组织器官功能障碍而出现心脏骤停后综合征（post-cardiac arrest syndrome, PCAS）。PCAS 常常与引起 CA 的疾病或损伤产生叠加效应，显著提升患者的病死率，其中 CA 后脑损伤尤为突出。研究发现，PCAS 后的脑损伤可导致约 23 % 院内 CA 患者和约 68 % 院外 CA 患者死亡。CA 后脑损伤的发生机制非常复杂，包括钙超载、兴奋性氨基酸损伤、氧自由基损伤、细胞内酸中毒及细胞死亡信号传导通路的激活等，这些在心肺复苏后数小时到数天内激活并发挥作用。

三、高压氧治疗复苏后脑损伤的基本原理及基础研究

（一）增加血氧含量

高压氧可以增加血氧含量，在 2.5 个绝对大气压（atmosphere Absolute, ATA）环境下吸纯氧，动脉血氧分压从呼吸常压空气的 13 kPa 升高至 235 kPa，通过物理溶解向全身组织供氧比例明显增加，能够快速被组织细胞利用，可能阻止 PCAS 患者的脑缺血缺氧损伤。

（二）降低颅内压

高压氧可以降低颅内压，在 2.0 ATA 环境下吸纯氧，脑血流量下降约 21 %，颅内压降低约 36 %，脑组织氧分压从常压下的 4 kPa 升至 31 kPa，从而打破 PCAS 患者脑水肿与脑缺氧的恶性循环。

（三）提高血氧弥散率和有效扩散距离

高压氧可以明显提高血氧弥散率和有效扩散距离。在组织中，氧以毛细血管为中心向周围不断弥散，在高气压环境下，氧在组织中的弥散率和有效半径均成倍增加，对挽救濒死细胞具有关键作用。

（四）适度氧化应激

高压氧环境下的适度氧化应激可动员炎症保护性机制。研究发现，高压氧预处理可以通过抑制环氧合酶 COX-2 信号通路来减轻脑缺血 - 再灌注后的炎症反应。

（五）其他

高压氧还可以改善脑代谢，保护线粒体功能，减少神经细胞 caspase-3 的分泌，降低血脑屏障通透性及促进侧支循环建立。

四、高压氧在脑复苏中的临床应用

高压氧治疗的综合治疗对心肺复苏后的脑复苏有积极作用，但对于慢性疾病终末期所致心搏呼吸停止的患者，以及神经功能评估预后极差的患者，因病情不可逆，不推荐选用高压氧治疗。文献报道临床使用的高压氧治疗压力一般为 2.0 ～ 3.0 ATA，考虑到压力增高，高压氧相关并发症风险也增高，近年来，多采用 2.0 ～ 2.5 ATA 的治疗压力。

各种原因引起的心肺复苏后急性脑功能障碍患者，可考虑选择包含高压氧治疗的综合治疗，慢性疾病终末期所致心搏呼吸停止的患者及神经功能评估预后极差的患者除外。高压氧治疗压力可采用 2.0 ～ 2.5 ATA。

五、高压氧在特殊心搏骤停脑复苏中的应用

自缢、淹溺、电击等导致的心跳呼吸骤停常并发严重缺血缺氧性脑损伤，对这类疾病的高压氧治疗尤为重要。

（一）自缢

自缢常因绳索压迫颈部血管，脑部供氧不足，以及绳索压迫呼吸道窒息致死。尽管缺乏高质量的对照研究证实高压氧在自缢患者脑损伤中的保护作用，但是多年来，国内外仍普遍认为高压氧在自缢患者治疗中疗效确切。报道 107 例自缢患者的临床治疗结果，发病 24 h 内采用 2.5 ATA 吸氧 90 min、3 次 / 天的高压氧治疗，24 h 后采用 2 次 / 天高压氧治疗，共 5 次，76 % 患者痊愈，16 % 死亡，8 % 遗留神经功能障碍，其中在发病 3 h 内实施

高压氧治疗的患者神经功能恢复最佳。国内报道自缢患者实施高压氧治疗方案为 2 ～ 2.5 ATA 下吸氧 80 ～ 120 min，早期可为 1 ～ 2 次 / 天，患者好转后可改为 1 次 / 天，总疗程 7 ～ 30 d。

自缢患者应尽早实施高压氧治疗，治疗压力为 2 ～ 2.5 ATA，发病 24 h 内可进行 2 ～ 3 次高压氧治疗，24 h 后可每日进行 1 ～ 2 次高压氧治疗，后可改为 1 次 / 天，总疗程一般为 7 ～ 30 d。

（二）淹溺

淹溺是我国农村 1 ～ 6 岁儿童意外死亡的首位原因，也是美国及澳大利亚儿童主要死因之一。在澳大利亚，每年 5 岁以下儿童淹溺的发生率为 4.6/10 万。《中华急诊医学杂志》的学者认为，溺死是急性窒息缺氧，尽早高压氧治疗可增加氧在脑间质中的弥散距离，改善濒死脑细胞的缺氧状态。动物实验表明，高压氧能明显改善淹溺所致急性肺损伤时的低氧血症，减轻肺损伤程度，延长动物的存活时间，从而为进一步脑复苏创造有利条件。

临床上，淹溺的高压氧治疗国内外多为个案报道或病例系列报道。有学者总结了 22 例淹溺患儿的高压氧治疗，其中发病 24 h 内入高压氧舱者 15 例，2 ～ 8 d 者 7 例，所有入高压氧舱患者均恢复自主呼吸，撤离呼吸机，心电稳定。高压氧首次治疗压力为 1.8 ～ 2.0 ATA，入舱时间依据病情选择 2 ～ 6 h，第 2 次开始采用常规压力和时间，1 次 / 天，86 % 的患者完全康复。亦有学者报道，患者起始高压氧治疗为入院第 3 天，2 次 / 天，7 d 后改为 1 次 / 天，总疗程长达 90 余次亦有较好治疗效果。国外有高压氧治疗淹溺复苏后亚急性脑功能损伤的报道。患儿于淹溺复苏后第 79 天开始高压氧治疗，压力为 1.3 ATA，40 次治疗后，患儿言语和认知功能完全恢复，磁共振显示脑萎缩明显逆转。但注意淹溺患者心跳呼吸骤停需与减压病导致的心搏骤停鉴别，后者的高压氧治疗方案与淹溺不同。

淹溺患者应在自主呼吸恢复后尽早接受高压氧治疗，治疗压力为 1.8 ～ 2.0 ATA，可 1 ～ 2 次 / 天，治疗 7 d 后改为 1 次 / 天，总疗程视患者病情进展而定。但即使是淹溺复苏较长时间后的脑功能障碍，高压氧治疗亦可能获益。

（三）电击

电击伤造成的伤害主要表现为全身电休克和局部电灼伤。有学者认为，不同的电压引起的电击伤具有不同的病生机制。低电压（220～380 V）造成的损伤原因为电流通过心脏，使心肌细胞内电活动紊乱导致心室颤动。高电压（>1 000 V）造成的损伤为高压电使呼吸中枢受到刺激导致呼吸麻痹，呼吸肌强直性收缩造成窒息，从而引起心脏停搏或心室颤动。尽管缺乏高质量的循证医学证据，但高压氧在电击 CA 后的应用已有 50 余年历史，并有较多文献报道高压氧在电击 CA 后的应用有良好的治疗效果，且普遍认为电击伤致呼吸心搏骤停患者的脑复苏更应侧重于纠正缺血缺氧的情况，因此应尽早进行高压氧治疗。文献报道高压氧治疗开始时间为发病后 4 h～20 d，高压氧治疗压力常为 2.5 ATA，1～2 次 / 天，3～5 d 改为 2.2～2.5 ATA，1 次 / 天，或首次 3 ATA，第 2、第 3 天改为 2 ATA，2 次 / 天。使用 3 ATA 治疗压力的数据来自早期文献，为降低氧中毒风险，目前高压氧临床质量控制规定高压氧治疗压力不超过 2.8 ATA，因此对电击伤患者不建议使用超过 2.8 ATA 的治疗压力，后期按照其他 CA 后患者的疗程治疗。

电击复苏后的高压氧治疗应尽早进行，治疗压力可予首次 2.5～2.8 ATA，之后治疗压力可选择 2.0～2.5 ATA，每日 1～2 次治疗。

（四）气体栓塞

气体栓塞的常见原因为减压病和医源性栓塞。减压病并发心跳呼吸骤停的患者按照减压病应急方案进行急救处置。气体栓塞因气栓最终滞留位置分为动脉气体栓塞和静脉气体栓塞。大剂量的气体快速进入静脉，可能导致右心房、右心室及右心室出口的栓塞，产生急性循环衰竭的症状，最终导致死亡。在卵圆孔未闭或肺毛细血管直接通路开放等情况下，气栓直接进入体循环引起反常栓塞，即动脉栓塞，可引起严重后果。如出现大脑动脉栓塞后，可早期出现意识改变、抽搐、偏瘫等症状，冠状动脉栓塞时出现室性心律失常、心肌缺血，甚至心搏骤停等致死性后果。

高压氧治疗在气体栓塞的治疗中有非常重要的地位。随着压力增大，气体体积变小。在 6 ATA 环境下，气体相对体积减少至常压下的 17 %。运用高压氧舱加压治疗，可以使气体体积缩小乃至重新溶解于血液中，解除梗死，恢复正常血流。同时，高压氧提高血氧分压，增加血氧含量，可有效改善组织的缺氧状态，以达到治疗目的。

气体栓塞患者应尽早高压氧治疗，但未能在发病 6 h 内行早期高压氧治疗的患者，在任何发病时间均适于高压氧治疗。初始压力可选择 6 ATA，对于患者病情不能耐受高气压环境或者加压舱条件限制达不到 6 ATA 的情况下，可选用 2.8 ATA 的压力，具体治疗方案可参照减压病治疗方案。

六、复苏后患者高压氧治疗前准备

高压氧治疗在 CA 后脑损伤应用推荐意见中多为早期效果最佳，但该类患者多数病情危重，常伴有气管插管或气管切开、胃肠道出血、痰多、心律失常等并发症，且由于高压氧舱内环境的特殊性，做好入舱前患者、设备、医护人员的全面准备尤为重要。

全面评估患者病情，包括导致心跳呼吸骤停的原发病，排除进舱的绝对禁忌证。生命体征不平稳者须有较高急救能力的医护人员全程陪舱。高压氧舱内需配备生命监测系统、负压吸引装置等抢救设备，备齐所有抢救用的物品和药品的急救箱，机械通气患者需在配备有舱内气动呼吸机的高压氧舱治疗。气压改变对气管插管气囊有所影响，陪舱人员需做好人工气道固定及防护工作。CA 后脑损伤常伴有癫痫发作，高压氧治疗前必要时可让患者服用抗癫痫药物预防癫痫发作，舱内备抗癫痫药物。

七、舱内急救设施的使用及有关舱内操作处理

（一）舱内急救设施的使用

1. 呼吸机

舱内专用（气动）呼吸机。推荐意见：连接舱内呼吸机专用供气、供氧接口，按照呼吸机操作常规操作。

2．舱内监护系统

推荐意见：舱内监护系统常为穿舱体的外置监护仪，近年来，高压氧舱专用无线遥测监护仪的使用日益广泛，可对危重患者应进行舱内生命体征监护。

3．简易呼吸器

推荐意见：治疗危重症患者时高压氧舱内应常规配备简易呼吸器，并且呼吸器两端能与供氧管及吸氧装具良好连接，根据患者病情按照常规进行操作。

4．植入式起搏器及自动除颤器

尽管部分起搏器可检测过高气压环境下的产品功能，但其检测的安全运行压力可能与高压氧治疗压力不一致，因此对有植入式起搏器的患者，应联系制造商确认其可以安全地暴露于治疗压力和可暴露的时间。同时，对该类特定植入设备患者需进行个体风险 - 效益分析，评估其高压氧治疗风险收益，请患者签署知情同意书，接受设备故障或损坏风险。自动除颤器理论上存在外部电弧放电风险，尽管目前尚无在高压氧舱内自动除颤器引发火灾的报道，但有常压下植入除颤设备故障导致患者皮肤灼伤，甚至使正在进行胸外按压的救援人员受伤的报道，有学者建议在高压氧治疗时患者禁用除颤模式。

推荐意见：对于应用植入式起搏器的患者，应联系制造商确认其可安全暴露于治疗压力和可暴露的时间，且患者应签署知情同意书，接受设备故障或损坏的风险，有植入自动除颤器的患者高压氧治疗时禁用除颤模式。

5．除颤仪

文献报道有两种除颤仪被德国 Germanisher Lloyd 批准可用于高压氧舱内，即 Physiocontrol LifePak 1000 与 Corplus3（GS Elektromedizinische Gerate G. Stemple GmbH），但这两种除颤仪的安全认证均基于仅使用自黏电击垫且为双相波低电流模式。须注意，即使在正常压力条件下，除颤时也可能见到火花，美国食品药品监督管理局（Food and Drug Administration）FDA 曾有在救护车上电除颤时烧伤患者的报道。因此，高压氧舱内电除颤需谨慎。

推荐意见：在高压氧舱内进行除颤仍被视为高危，需谨慎选择，即使是可用于高压氧舱内的除颤仪，也建议使用电击垫、双相波除颤。

（二）舱内有关操作处理

1．静脉输液推荐意见

使用软质输液袋，夹闭排气管，不需做其他特殊处理。硬质材料密封输液瓶宜采用长针头排气，将长针头插到液平面之上，调节瓶内外压力，同时夹闭排气管。

2．患者所戴导管的管理

各种导管应妥善牢固地固定，防止移位、脱落或掉落于患者体内。加压时夹闭引流管，减压时开放所有导管，保持引流通畅。患者戴有套囊的气管插管／套管，加压时应适当加注空气，保持其密封作用；减压时应抽出适量空气，以免空气膨胀而造成气囊破裂或压迫气管壁造成损伤。也可抽出气囊中气体，再注入适量生理盐水，减压出舱后抽出液体再注入适量空气。

八、高压氧治疗的护理

由医护人员陪舱，入舱前首先做好患者的准备，如检查输液部位是否肿胀，导尿管是否通畅，并放掉引流袋内的尿液，让患者平卧于担架床上，检测生命体征，做好记录，备齐血压计、听诊器、输液架、备用液体和药物、消毒物品及痰盂等用物。入舱后护理如下。

（一）病情观察

定时监测生命体征并做好记录，定时向操舱人员汇报病情，一旦发生异常及时与舱外联系，以便确定处理措施；严密观察有无氧中毒的先兆症状，如患者面色苍白、烦躁不安、出冷汗、呼吸加深加快、颜面及口唇肌肉抽搐等，此时应该立即取下面罩让患者改吸空气，同时报告医生并执行医嘱。

（二）输液护理

随时观察输液部位的局部情况、液体的滴速及液平面的高度。采用密闭式输液，升压时瓶内压力低于瓶外，液体滴速变慢，可适当放开调节器以加快滴速，同时由于莫菲氏管内气体体积变小，液面上升，应将液平面调低；

减压时瓶内压力高于瓶外，液体滴速加快，同时由于气体膨胀，液平面下降，则应将输液瓶从输液架上取下用手拿着，当莫菲氏管内注满液体时，倒转输液瓶，使排气管平衡瓶内外气压，当液平面下降到快接近莫菲氏管下端的输液管时，再正立输液瓶，如此反复即可。应始终注意防止气体进入莫菲氏管下面的输液管。

（三）导尿管的护理

随时观察导尿管的通畅情况，因密闭式的塑料引流袋的体积随外界压力而变，故升减压时均不需要夹住或开放导尿引流管。

（四）冰帽的护理

入舱后应将冰帽流水管的末端置于干净痰盂内，以免升压时舱温升高，冰块融化，流出水弄湿患者的被单。同时注意观察患者的体温，以免体温过低引起心律失常。

第三节　脑梗死高压氧治疗及护理

一、概述

脑梗死（cerebral infarction，CI）又称缺血性脑卒中，是指局部脑组织因血液循环障碍而缺血、缺氧性坏死，出现相应神经功能缺损。脑梗死是脑血管疾病的最常见类型，约占全部脑卒中的 70 %。依据脑梗死的发病机制和临床表现，通常将脑梗死分为脑血栓、脑栓塞、腔隙性脑梗死。常见的病因：脑血栓形成动脉粥样硬化和动脉炎；脑栓塞为心源性和非心源性栓子；腔隙性脑梗死为高血压、动脉粥样硬化和微栓子等。

（一）症状体征

脑梗死好发于 50 岁以上，常有动脉粥样硬化、高血压、风心病、冠心病或糖尿病及吸烟、饮酒等不良嗜好的患者。约25%的患者病前有短暂性脑缺血发作病史，起病前多有前驱症状，表现为头痛、头晕、眩晕、短暂性肢体麻木、无力。起病一般较缓慢，患者多在安静和睡眠中起病。多数患者的病情经几小时，甚至 1～3 d 达到高峰。

1. 主要临床症状

（1）主观症状：头痛、头昏、头晕、眩晕、恶心呕吐、运动性和（或）感觉性失语，甚至昏迷。

（2）脑神经症状：双眼向病灶侧凝视、中枢性面瘫及舌瘫、假性延髓性麻痹，如饮水呛咳和吞咽困难。

（3）躯体症状：肢体偏瘫或轻度偏瘫、偏身感觉减退、步态不稳、肢体无力、大小便失禁等。

2. 临床表现类型

根据脑梗死发生的速度、程度，病情是否稳定及严重程度，可将脑梗死分为以下五种类型。

（1）完全型脑梗死：脑缺血 6 h 内病情即达到高峰，常为完全性偏瘫，一般病情较重。

（2）进展型脑梗死：缺血发作 6 h 后，病情仍在进行性加重，此类患者占 40% 以上。原因很多，如血栓的扩展、其他血管或侧支血管阻塞、脑水肿、高血糖、高温、感染、心肺功能不全、电解质紊乱。多数是前两种原因引起的。

（3）缓慢进展型脑梗死：起病 2 周内症状仍在进展。

（4）稳定型脑梗死：发病后病情无明显变化者，倾向于稳定型脑卒中。一般认为颈内动脉系统缺血发作 24 h 以上、椎 - 基底动脉系统缺血发作 72 h 以上者病情稳定，可考虑稳定型脑卒中。此类型脑卒中，脑 CT 扫描所见与临床表现相符的梗死灶机会多，提示脑组织已经有了不可逆的病损。

（5）可逆性缺血性脑疾病（RIND）：缺血性局灶性神经动能障碍 24～72 h 恢复，最迟在 4 周之内完全恢复者，不留后遗症，脑 CT 扫描没有相应部位的梗死病灶。

（二）辅助检查

1. 血液检查

血液检查包括血常规、血流变、血生化等，主要与脑血管病危险因素如高血压、糖尿病、高血脂、心脏病、动脉粥样硬化等相关。

2．神经影像学检查

（1）脑 CT 主要表现为以下三种情况。

①病灶的低密度：脑梗死重要的特征性表现，此征象可能系脑组织缺血性水肿所致。

②局部脑组织肿胀：脑沟消失，脑池、脑室受压变形，中线结构向对侧移位，即脑 CT 扫描显示有占位效应。此征象可在发病后 4～6 h 观察得到。

③致密动脉影：主要脑动脉密度增高影，常见于大脑中动脉。发生机制是血栓或栓子较对侧或周围脑组织密度高而衬托出来，部分患者在缺血 24 h 内可出现。

（2）脑 MRI。

脑 MRI 能较早期发现脑梗死，特别是脑干和小脑的病灶。T_1 和 T_2 弛像时间延长，加权图像上 T_1 在病灶区呈低信号，T_2 呈高信号，脑 MRI 检查能发现较小的梗死病灶，脑 MRI 弥散成像能反映新的梗死病变。MRI 在缺血性脑梗死早期诊断和鉴别诊断的评价中占优势，磁共振弥散加权成像（DWI）及血流灌注加权成像（PWI）的应用，对脑梗死的早期诊断较好。

（3）DSA、MRA、经颅多普勒超声。

DSA、MRA、经颅多普勒超声检查的主要目的是寻找脑血管病中血管方面的病因。

3．脑脊液检查

一般不作为缺血性脑血管病的常规检查。多数脑梗死患者脑脊液正常，梗死面积大、脑水肿明显者压力可增高，少数出血性梗死者可出现红细胞增多，后期可有白细胞及细胞吞噬现象。

二、高压氧治疗脑梗死疗效好

高压氧可显著改善脑和全身的氧供，逆转缺氧的病理过程，缓解脑供血不足对脑细胞的影响，促使神经细胞功能有效恢复。

高压氧是治疗脑梗死，促进功能恢复，减少后遗症，提高患者生活质量的有效方法之一，在使用常规药物治疗的基础上，应尽早加用高压氧治疗，治疗越早效果越好。

三、高压氧治疗时机要早，选择理想的治疗剂量和频率

理想的高压氧治疗剂量和频率能显著提高组织氧分压，提高有氧代谢，使脑内腺苷三磷酸（adenosine triphosphate，ATP）含量增加，细胞膜功能恢复，神经元损伤减少，恢复缺血半暗带功能；使红细胞变形力增加，血小板聚集减少，血黏度降低，微循环改善；减少自由基的损害；促进脑组织功能的恢复。高压氧治疗脑梗死要重视理想的高压氧剂量和频率，这样能明显改善脑梗死患者的神经功能缺损程度，降低致残率，促进患者日常生活能力的恢复。

四、高压氧治疗及护理

高压氧治疗应按疗程进行，结果显示，应用高压氧治疗脑梗死时，患者连续治疗 2 个及以上疗程，疗效好，日常生活能力恢复得更快一些。脑梗死患者一般年龄偏大，病程较长，要根据患者的文化程度和接受能力，采用活泼生动的语言，运用通俗形象的比拟，深入浅出地向患者及其家属介绍高压氧治疗的目的、作用机理、适应证和禁忌证，加强患者及家属对高压氧治疗的了解和认识；采取高压氧前进行正确的咽鼓管通气动作宣教、耳聋患者咽鼓管功能检查、正确指导患者的体位、掌握进舱时机、先慢后快等综合护理措施，预防和减少耳部不适感及中耳气压伤等副作用的发生；有效实施心理护理和舱内音乐护理，消除患者对高压氧治疗的恐惧感。除做好心理护理外，护理人员还要采取以下护理措施。

（一）进舱前的护理

在入舱前了解患者的病情及精神状况，向患者及其家属介绍高压氧治疗的原理、注意事项及配合方法，教会患者正确的调压方法，并进行入舱宣教，消除患者紧张、恐惧、焦虑的心理。进舱前对昏迷患者做好相应护理，并根据病情安排陪舱人员。嘱患者在治疗前 2 h 少进食，勿饮汤，勿饮牛奶以避免牛奶在消化道内产气而造成腹胀。严禁患者带易燃易爆物品进舱，头发上

不能涂发胶及定型水，皮肤不能涂风油精和化妆品、香水，不能穿易引起静电火花的服装，为安全起见，患者一律穿着医院统一制作的全棉衣裤。

（二）加压阶段的护理

加压速度应该缓慢均匀，以 0.005 ～ 0.01 MPa/min 为宜。护理人员耐心仔细地指导患者做适当调压动作，如饮水、吞咽、捏鼻鼓气、打哈欠、嚼口香糖等。如果出现耳部不适或明显耳痛，可暂停或减慢加压，必要时可稍减压。若经快速减压后仍有症状存在或再加压症状又出现，则嘱患者出舱，暂停治疗；减压后耳痛缓解再加压，以防气压伤的发生。对昏迷患者可用 1 % 麻黄碱滴鼻，以收缩血管，减轻肿胀，协助开张咽鼓管。患者若戴胃管或尿管入舱，要保持管路通畅。随时观察患者的病情及陪舱人员的感受，在舱内播放音乐可以分散患者的注意力，放松患者的情绪，缓解患者的恐惧，能起到安抚患者的作用，可调整脑血管的收缩功能，获得最佳的治疗效果。

（三）稳压阶段的护理

舱内达到治疗压力后，嘱患者戴好面罩，随呼吸运动吸氧，同时防止过度深呼吸，避免造成气压伤，并严密观察病情以防氧中毒及其他并发症。操舱人员注意通风换气，以降低舱内氧和二氧化碳的浓度。舱内温度冬天 18 ～ 24℃，夏天不超过 28℃，保持舱内适宜温度、湿度。注意舱内氧浓度变化，氧气浓度不超过 23 %，密切观察患者生命体征和吸氧情况，询问患者有无不适，并及时处理。

（四）减压阶段的护理

减压过程中，贮于肺及体腔内的压缩空气可随舱内压力降低而膨胀，屏气可使肺内压急剧增高，当肺内外压力差大于 10 kPa 时，可使肺组织撕裂，造成严重的肺气压伤。因此，减压前通知舱内人员做好减压准备，指导患者正常呼吸，不要屏气。同时，因气体膨胀吸热，舱温下降，通知患者注意保暖，防止着凉。为防止减压过程中颅内压出现"反跳"现象，减压时应注意观察患者病情变化，减压速度要慢，必要时给予脱水剂或皮质激素。

（五）出舱后的护理

及时了解患者在舱内的情况及心理变化，并做出解释，观察疗效。告知患者高压氧治疗期间应注意饮食，因高压氧治疗也是一种高消耗、高代谢的治疗，在日常蛋白质需求量的基础上增加优质蛋白质，如牛奶、鸡蛋等，高压氧治疗期间禁酒戒烟。做好氧舱的清洁消毒工作，防止交叉感染。认真正确地填写操舱记录，正确做出评价。

五、加强宣教

患者出院后，做好定时随访工作，脑梗死患者的恢复期约为 1 年，故 1 年内应反复多次进行高压氧治疗。高压氧医护人员要加强高压氧医学知识的宣传力度，不定期举行病友会、健康讲座、义诊等活动，促进医患之间、患者之间的交流和沟通，建立"引导 - 合作型"和"相互参与型"的良好护患关系，提高患者对高压氧治疗疾病的信心。说明高压氧治疗脑梗死，要抓住高压氧早期治疗的时机，同时要重视理想的高压氧治疗剂量（压力）和频率，根据患者的病情制定恰当的疗程，让患者在和谐的护患关系中愉快地接受治疗，顺利完成全部疗程，提高高压氧治疗的疗效。

第四节　脑出血高压氧治疗及护理

一、概述

脑出血指原发性非外伤性脑实质内出血，也称自发性脑出血，占急性脑血管病的 20 % ～ 30 %，年发病率为（60 ～ 80）/10 万人，急性期死亡率为 30 % ～ 40 %，是病死率最高的脑卒中类型，81 % 为大脑半球出血，脑干和小脑出血约占 19%。

（一）病因及发病机制

1. 病因

最常见病因为高血压合并细、小动脉硬化，其他病因包括脑动脉粥样硬化、颅内动脉瘤和动静脉畸形、脑动脉炎、血液病、梗死后出血、脑淀粉样血管病、脑底异常血管网病、抗凝及溶栓治疗等。

2．发病机制

颅内动脉壁薄弱，中层肌细胞和外膜结缔组织减少，且无外弹力层。

（1）长期高血压致脑细、小动脉发生玻璃样病变及纤维素性坏死，管壁弹性减弱，当情绪激动、用力过度等使血压骤然升高时，血管易破裂出血。

（2）在血流冲击下，弹性减弱的病变血管壁向外膨出形成微小动脉瘤，当血压剧烈波动时，微小动脉瘤破裂出血。

（3）高血压可致远端血管痉挛，引起小血管缺血、缺氧、坏死而发生出血。

（4）高血压脑出血的发病部位以基底节区多见，是因为供应此处的豆纹动脉从大脑中动脉呈直角发出，在原有血管病变的基础上承受压力较高的血流冲击，易导致血管破裂出血，称为出血动脉。

（二）临床表现

临床表现主要取决于出血量和出血部位。出血量小者可表现为单纯的某一症状或体征，无全脑症状或较轻；出血量大者，发病后立即昏迷，全脑症状明显，出现脑水肿或脑疝。发生在脑干的出血，即使出血量不大，病情也较凶险。

1．临床特点

（1）多见于50岁以上有高血压病史者，男性较女性多见，冬季发病率高。

（2）体力活动或情绪激动时发病，多无前驱症状。

（3）起病较急，症状于数分钟至数小时达高峰。

（4）有肢体瘫痪、失语等局灶定位症状和剧烈头痛、喷射性呕吐、意识障碍等全脑症状。

（5）发病时血压明显升高。

2．不同部位的出血表现

（1）壳核出血：最常见，占脑出血的50％～60％，系豆纹动脉尤其是外侧支破裂所致，分为局限型（血肿局限于壳核内）和扩延型（血肿向内扩展波及内囊外侧）。患者常出现病灶对侧偏瘫、偏身感觉障碍和同向性偏盲（三偏征），双眼球不能向病灶对侧同向凝视；优势半球损害可有失语。出血量小者（小于 30 mL）临床症状较轻，出血量大者（大于 30 mL）可有意识障碍，引起脑疝，甚至死亡。

（2）丘脑出血：约占脑出血的 20 %，系丘脑穿通动脉或丘脑膝状体动脉破裂所致，分为局限型（血肿局限于丘脑）和扩延型（出血侵及内囊内侧）。患者常有"三偏征"，通常感觉障碍重于运动障碍。深、浅感觉均有障碍，但深感觉障碍更明显，可伴有偏身自发性疼痛和感觉过敏，可出现特征性眼征，如两眼不能向上凝视或凝视鼻尖、眼球会聚障碍和瞳孔对光反射迟钝等。优势侧出血可出现丘脑性失语（言语缓慢而不清、重复语言、发音困难、复述相对较好、朗读存在障碍等），也可出现丘脑性痴呆（记忆力减退、计算力下降、情感障碍、人格改变等）。

（3）脑干出血：约占脑出血的 10 %，绝大多数为脑桥出血（脑干出血最常见部位），系基底动脉的脑桥支破裂所致，偶见中脑出血，延髓出血罕见。脑桥出血患者常表现为突发头痛、呕吐、眩晕、复视、交叉性瘫痪或偏瘫、四肢瘫等。大量出血（大于 5 mL）者，血肿波及脑桥双侧基底和被盖部，患者立即昏迷，双侧瞳孔缩小如针尖样（交感神经纤维受损所致，对光反射存在），呕吐咖啡色胃内容物（应激性溃疡），中枢性高热，中枢性呼吸衰竭和四肢瘫痪，多于 48 h 内死亡；出血量少者无意识障碍。中枢性高热系丘脑下部散热中枢受损所致，表现为体温迅速升高，在 40℃以上，躯干温度高，肢体温度次之，解热镇痛剂无效，物理降温疗法有效。

（4）小脑出血：约占脑出血的 10 %，多由小脑上动脉破裂所致。发病突然，眩晕和共济失调明显，可伴频繁呕吐和枕部疼痛。小量出血者主要表现为小脑症状，如眼球震颤、病变侧共济失调、站立和步态不稳等，无肢体瘫痪；出血量较大者，尤其是小脑蚓部出血，发病时或发病后 12 ～ 24 h 出现颅内压迅速增高、昏迷、双侧瞳孔缩小如针尖样、呼吸节律不规则、枕骨大孔疝形成而死亡（血肿压迫脑干之故）。

（5）脑室出血：占脑出血的 3 % ～ 5 %，分为原发性和继发性。原发性脑室出血多由脉络丛血管或室膜下动脉破裂所致，继发性脑室出血是指脑实质出血破入脑室。出血量较少时，仅表现为头痛、呕吐、脑膜刺激征阳性，多无意识障碍及偏瘫、失语等局灶性神经体征，易误诊为蛛网膜下腔出血。出血量大时，很快陷入昏迷或昏迷逐渐加深、双侧瞳孔缩小如针尖样、四肢肌张力增高、脑膜刺激征阳性，早期出现去脑强直发作；常出现丘脑下部受损的症状及体征，如上消化道出血、中枢性高热、大汗、急性肺水肿、血糖增高、尿崩症等，预后差，多迅速死亡。

（6）脑叶出血：占脑出血的 5 % ～ 10 %，常由慢性再生障碍性贫血、脑动静脉畸形、高血压、血液病等所致。出血以顶叶最为常见，其次为颞叶、枕叶及额叶，临床表现为头痛、呕吐等，肢体瘫痪较轻，昏迷少见。额叶出血可有前额痛、呕吐、对侧偏瘫和精神障碍，优势半球出血可出现运动性失语。顶叶出血偏瘫较轻，而偏侧感觉障碍显著，对侧下象限盲，优势半球出血可出现混合性失语。颞叶出血表现为对侧中枢性面瘫、舌瘫及以上肢为主的瘫痪，对侧上象限盲，优势半球出血可出现感觉性或混合性失语，可有颞叶癫痫、幻嗅、幻视等。枕叶出血表现为对侧同向性偏盲，可有一过性黑蒙和视物变形，多无肢体瘫痪。

（三）检查

1. 头颅 CT

头颅 CT 是确诊脑出血的首选检查方法，可清晰、准确地显示出血部位、出血量大小、血肿形态、脑水肿情况及是否破入脑室等，有助于指导治疗、护理和判断预后。发病后即刻出现边界清楚的高密度影像。

2. 头颅 MRI

头颅 MRI 可检出脑干、小脑的出血灶和监测脑出血的演进过程，优于 CT，比 CT 更易发现脑血管畸形、肿瘤及血管瘤等病变。

3. 脑脊液

脑脊液压力增高，血液破入脑室者脑脊液呈血性。重症依据临床表现可确诊者不宜进行此项检查，以免诱发脑疝。

4. 数字减影血管造影（DSA）

DSA 可显示脑血管的位置、形态及分布等，易于发现脑动脉瘤、脑血管畸形及烟雾病（moyamoya disease）等脑出血的病因。

5. 其他检查

其他检查包括血常规、血生化、凝血功能、心电图等，有助于了解患者的全身状态。重症脑出血急性期白细胞、血糖和血尿素氮明显增高。

二、高压氧治疗方法

高压氧治疗选用空气加压＋医用氧舱，治疗压力为 0.16 ～ 0.3 MPa，加减压各为 35 min，面罩吸氧 60 min，中间休息 10 min，1 次/天，10 次为 1 个疗程，治疗期间配合应用脑神经营养药物加速大脑功能恢复。

三、护理

脑出血指非外伤性脑实质内的自发性出血，是脑血管病中死亡率最高的临床类型，具有起病急、病情凶险、变化快、临床治疗效果差、后遗症多等特点。对脑出血患者采用高压氧治疗，应针对特殊的环境和治疗方法采取相应的护理措施。

（一）进舱前护理

1. 严把"安全"关，拒绝一切安全隐患

由于高压氧舱在运行时舱内成为与外界隔离的高压环境，舱内人员不能随意出入且舱内的氧又是高效的助燃剂，因此舱内一旦着火后果不堪设想。认真做好进舱治疗人员的安全教育，严格对进舱人员进行安全检查，详细介绍进舱须知，指导其正确使用氧气面罩，严把"安全"关，严禁进舱人员带入火种及其他易燃易爆物品，不得带入钢笔、手表、手机等物品。进舱人员必须穿着纯棉衣服，不得穿着化纤衣服。进舱女患者不得化妆、涂抹指甲油，不得穿丝袜。

初次进舱者常规用呋麻滴鼻液滴鼻，并指导患者做好耳咽管调压动作，如捏鼻子鼓气、吞咽、咀嚼等，以免造成中耳气压伤。

2．心理护理

对脑出血程度轻的患者及其陪舱人员认真讲解高压氧治疗的原理、作用及注意事项，说明高压氧治疗的重要性，消除患者对高压环境的恐惧，帮助患者树立战胜疾病的信心。

3．脑出血昏迷患者的护理

认真测量并记录患者的生命体征、神志、瞳孔变化等，严格掌握脑出血高压氧治疗的反指征。留置尿管的患者进舱前打开尿管开关，检查尿袋位置，防止尿液逆行。呼吸道分泌物较多者，进舱前给予吸痰处理，保持呼吸道通畅。如有气管插管或气管切开的患者，检查气管插管和气管套管是否牢固；带有气囊的气管插管应向气囊中注入生理盐水，因水是不可压缩的，加减压时无压缩或膨胀。意识不清而肢体可以活动者应用约束带固定双上肢，以免其在舱内拔出套管，并安排陪舱人员看护。

（二）舱内治疗中的护理

（1）加压速度应遵循"先慢后快"的原则，督促患者完成耳咽管调压动作，如患者主诉耳痛或昏迷患者有痛苦表情、烦躁、手摸耳部等表现时，应暂停加压或适当减压，待症状缓解后再加压。

（2）昏迷或气管切开患者头略后仰，以免误吸呕吐物。密切观察患者病情变化及生命体征，如呼吸道分泌物较多，陪舱人员应调整内负压吸引装置，调节压力为 0.02～0.04 MPa，吸痰时动作应轻柔、准确、快速，吸痰间隔予以纯氧吸入，以防吸痰造成的低氧血症。使用约束带的患者注意观察肢体血运情况，定时放松并按摩患者肢体。

（3）稳压期间，嘱患者戴好吸氧面罩进行吸氧。舱压保持恒定，不宜有较大幅度的波动，以免给患者造成不适。注意通风以降低舱内氧和二氧化碳浓度。

（4）减压时舱内温度降低，嘱患者注意保暖，调节好舱内温度，夏季为 34～38℃，冬季为 18～22℃，避免升压时温度过高及减压时温度过低。减压过程中告知患者严禁屏气，越是在接近常压时屏气就越危险，防止发生肺气压伤。气管、插管及尿管均应保持管道通畅，内外压力平衡。

（三）出舱后的护理

在患者出舱后对患者做简要的体检，询问患者的吸氧情况及有何不良反应，了解患者的感受，鼓励患者坚持配合治疗。嘱出舱人员注意休息，加强营养，多喝水。护理人员与临床科室做好患者交接工作。

第五节　高海拔地区糖尿病足高压氧治疗及护理

一、概述

糖尿病足是糖尿病的致残性并发症之一，是糖尿病的神经病变、下肢血管病变及细菌感染等诸因素导致的足部疼痛、足部深部溃疡及肢端坏疽等病变的总称，是糖尿病发展的严重阶段，也是导致糖尿病患者截肢的主要原因。由于病变部位主要发生在下肢（趾）末端，因此糖尿病足又称为肢端坏疽。每年截肢的患者中约 50 % 是糖尿病足患者。糖尿病足创口的基本特征是因供氧不足，胶原合成异常或停止，乳酸和氨在组织中蓄积而致组织肿胀，阻碍愈合。青海省地处青藏高原，属中度高原地区，西宁市海拔为 2 260 m,寒冷、空气稀薄、含氧量少，大气压为 77.5 kPa（583 mmHg），健康人动脉血氧分压为 9.4 kPa（70.45 mmHg）。此地的糖尿病足患者由于慢性高原缺氧、寒冷致糖尿病足溃疡，延迟愈合。

（一）病因

1. 溃疡

糖尿病患者的很多足部并发症起自感觉性神经病变及轻度的自主与运动神经病变，其中感觉神经病变合并过高的机械应力是引起足部溃疡和感染的主要始动因素。炎症与组织损害是一定程度的反复应力作用于一个特定的失去感觉的区域的结果。来自地面、鞋子或其他邻近足趾的压力或剪切力导致溃疡，由于缺乏正常的神经保护机制，溃疡常因骨突的存在而加重。自主神经系统的病变造成皮肤正常排汗调节功能、皮肤温度调节功能和血运调节能力丧失，导致局部组织柔韧性降低，形成厚的胼胝，并且更易破碎和开裂。此外，正常排汗能力的丧失阻断了局部组织的再水化，造成组织进一步破坏，使得深部组织更易于细菌定植。运动神经病变在糖尿病足的发病中也起到了一定作用，足内在肌的挛缩造成典型的爪状趾畸形，跖趾关节的过伸也被证明能够直接增加跖骨头下压力，使得该部位更易形成溃疡。近趾间关节屈曲造成突起的趾间关节背侧与趾尖跖侧形成溃疡的风险增加，而血管病变又使得破坏的组织难以愈合。

2. 感染

自主神经功能障碍导致皮肤软组织破坏，造成外源细菌侵入。化学趋向性改变导致白细胞反应效率低下。高血糖、氧分压降低和营养不良等可共同引发组织水肿、酸积聚、高渗和低效无氧代谢。此类环境适合细菌生长，并削弱了白细胞的功能。此外，血管疾病可造成抗生素运输受限，进一步造成细菌清除效率降低，导致局部软组织感染，甚至引起骨髓炎。

3. 夏科氏关节病

夏科氏关节病为渐进性的负重关节破坏性病变。神经创伤学说认为，失去痛觉和本体感觉后，足部遭受反复的机械损伤或单发的创伤会导致夏科氏关节病变。神经血管学说认为，自主神经功能紊乱引发的病变区域血供增加导致骨骼吸收和强度减弱，进而引起反复的创伤造成骨破坏与不稳定。

4. 足趾畸形

运动神经病变导致足内在肌挛缩，造成典型的爪状趾畸形。

（二）临床表现

1. 早期

感觉改变通常呈袜套样表现，首先累及肢体远端，然后向近端发展。轻触觉、本体感觉、温度觉和疼痛感知共同减弱；运动神经病变表现为足内在肌萎缩，出现爪状趾畸形。自主神经受累表现为皮肤正常排汗、温度及血运调节功能丧失，导致局部组织柔韧性降低，形成厚的胼胝，并且更易破碎和开裂。

2．后期

继上述早期神经病变引起的症状，还可出现溃疡、感染、骨髓炎、夏科氏关节病等。

（三）检查

1．查体

应行双下肢膝关节以下部分的彻底查体。查体要至少每年进行一次，对于高危人群应更频繁。需要观察记录的问题有：步态异常、鞋子的磨损情况及有无外物突入鞋内部，以及血管搏动、毛发生长、皮温和毛细血管再充盈情况，观察足与足跟部的畸形与组织破坏、溃疡的位置与大小、有无水肿或炎症的表现，还应检查关节的稳定性及肌肉的力量。

2．全面的神经学检查

全面的神经学检查是指对反射、运动和感觉功能的检查。定性的感觉检查有轻触觉、两点辨别觉、针刺觉和本体感觉。定量的感觉检查，最常使用Semmes-Weinstein尼龙单丝进行压力检查。

3．血管检查

血管检查最常用的非侵入性检查为动脉多普勒超声，其数据由绝对压力或踝-肱指数表示，踝-肱指数达到0.45被认为是截肢后伤口可愈合的最小值，足趾血管压力绝对值达到40 mmHg是伤口愈合标准的最小值。注意有动脉硬化性疾病的患者可能出现压力值假性升高的现象。其他的血管检查包括皮肤灌注压和经皮氧分压的测定。前者是通过试验确定皮肤受压后阻断其再充盈所需的最小压力，后者也可用来确定截肢术后伤口愈合的潜力。压力如果小于20 mmHg则有很高的伤口感染风险，而高于30 mmHg表明有足够的愈合潜力。

4．实验室检查

血糖控制在糖尿病足的护理中非常重要。如果糖尿病代谢控制不佳则有较高的发生溃疡的风险。如果血红蛋白糖化血红蛋白（A1c）升高，则溃疡愈合时间延长及复发的可能性增大。这些指标的变化预示了患者依从性和愈合最优化的情况。此外，还应检查血清总蛋白、人血清白蛋白及总淋巴细胞计数。利于组织愈合的最小值为：血清总蛋白浓度高于 6.2 g/dl，人血清白蛋白水平高于 3.5 g/dl，总淋巴细胞计数大于 1 500/mm^3。

5．影像学检查

普通 X 线为一线的诊断性检查，用来评价应力性骨折、骨折、骨溶解 / 骨破坏、脱位、半脱位和足踝部骨性结构改变的情况。CT 评估皮质骨的细节和改变效果较佳，如评估术后骨折或融合的愈合情况。此外，CT 还可用于评估软组织疾病，如脓肿。MRI 对于各种原因造成的软组织和骨组织改变都非常敏感，如应力骨折、脓肿、骨髓炎或神经性关节病变等，但是对于分辨夏科氏关节与骨髓炎有困难，因两种病变都有骨髓水肿与侵蚀样改变。

二、高压氧治疗

给予患者扩张血管、抗感染、抗血小板聚集等常规药物治疗，严格强化胰岛素，控制血糖于目标范围内，创面使用庆大霉素＋胰岛素＋生理盐水局部清创换药。治疗组患者在此基础上给予高压氧治疗，采用空气加压舱，治疗压力为 0.12 MPa，升压、减压时间各为 20 min，吸氧 60 min，中间休息 5 min，每日 1 次，12 次为 1 个疗程，每疗程结束后休息 3 ～ 4 d，连续治疗 3 ～ 5 个疗程。

三、高压氧治疗的护理

（一）健康教育

健康教育是提高糖尿病患者自我管理能力和预防并发症的有效措施。健康教育可有效改善患者足部护理知识和行为，而未接受过正规教育的糖尿病患者截肢率为 30 ％。

（二）局部皮肤护理及观察

患者保持足部干净、干燥，选择柔软合适的棉袜。由于皮肤微循环障碍，应避免足部冻伤或烫伤。足部按摩每天数次，动作轻柔，可促进患肢血液循环。应经常观察足背动脉的搏动、皮肤色泽及温度。

（三）入舱前的护理

首次接受高压氧治疗的患者往往会有紧张、恐惧心理。入舱前向患者介绍高压氧治疗的程序及注意事项（更换氧舱衣服，不携带手表、手机等电子产品及打火机等易燃易爆物品进舱，排空大小便），做好正确有效的调压指导。消除患者的恐惧、疑虑，使患者积极配合治疗。

（四）舱内治疗过程中的护理

严密观察患者的生命体征，指导患者做中耳调压动作，如捏鼻鼓气，咽唾液。减压时嘱患者自然放松，不要屏气，以免肺气压伤。减压过程中舱内温度下降，嘱患者注意保暖并开启舱内空调加温，以防感冒。在治疗过程中，要注意观察患者的面色、神态、呼吸等情况，并用话筒随时与患者对话，一旦发生特殊情况，迅速减压出舱，并施抢救及护理。

第六节　脑中风高压氧治疗及护理

脑中风可降低脑组织氧合程度、氧摄取和氧的利用率，导致脑组织出现供氧障碍，从而影响脑细胞的功能。脑中风后常出现不同程度的意识障碍、神经功能受损体征及癫痫发作，病死率和致残率极高。脑中风属于目前难治的常见病，其发病率、致残率、病死率及复发率均高，极大地危害着人类的健康。高压氧治疗脑中风的原理主要是提高血氧张力，增加血氧的含量及血氧的有效弥散距离，从而增加脑组织和脑脊液的血氧含量。由于高压氧治疗纠正了缺氧状态，乳酸生成减少，脑组织能量代谢恢复。脑神经细胞的肿胀减轻，致使颅内压降低，从而改善了脑组织的缺血缺氧状态，促进了意识和肢体功能的恢复。高压氧治疗可以提高红细胞变形性，促进脑细胞的氧合作用，控制血小板凝集，降低血黏度，减少血栓形成，增加前列腺素，减少血栓素，改善微循环，使脑缺血迅速得到缓解，缩小梗死范围，对早期肢体功能恢复、减少并发症有明显的效果。

一、高压氧治疗方法

用高压氧舱，空气加压，治疗压力为 0.2 MPa，加压时间 20 min，稳压

80 min，戴面罩吸纯氧 20～25 min，3 次，中间休息 5～10 min，减压时间 20min 1 次 / 天，10 次为 1 个疗程，最多治疗 80 次，最少治疗 10 次。患者自觉症状消失，神经系统体征消失，动作协调自如，不用拐杖能行走，生活自理并能参加工作；自觉症状好转，神经系统症状及体征部分恢复，肢体仍欠灵活，则肌力提高 II 级以上；瘫痪好转，神经系统体征减轻，步行较困难，生活不能完全自理，则肌力提高不到 II 级。

二、护理

（一）进舱前护理

主动向患者及家属介绍高压氧舱的治疗程序及进舱前准备、进舱后的注意事项、治疗过程中可能出现的问题及解决方法。护理人员态度和蔼、语言诚恳，不厌其烦地耐心指导，教会患者及陪舱人员应用面罩吸氧的方法，以及捏鼻子鼓气、吞咽等动作，消除患者的疑虑，使患者积极配合治疗。

（二）加压阶段的护理

加压阶段要保证舱内外联系畅通，护理人员随时指导提醒患者及陪舱人员做捏鼻子鼓气、吞咽动作，密切观察患者的面部表情或动作。若患者咽鼓管调节不好，耳朵疼痛，立即停止加压，必要时适当降低压力，待患者调节好咽鼓管后再继续加压。

（三）稳压阶段的护理

嘱陪舱人员帮助患者戴好面罩，防止氧气泄露或吸不到氧气，严密观察操作台氧气流量计，及时提醒患者吸氧，以免影响疗效，并为患者播放轻音乐，营造轻松、快乐的气氛，解除其紧张心理，以有效促进其康复。

（四）减压阶段的护理

减压前先通知舱内，以便舱内人员做好准备。减压时嘱患者不要屏气，以免引起肺气压伤；注意舱内温度变化，随时调节空调温度，或嘱患者注意保暖。

（五）出舱后的护理

详细询问病情，了解患者在舱内的感觉，观察患者肢体活动的情况，关心、体贴患者，了解患者的心理状态。急性期患者及家属的注意力多在抢救生命上；处于康复期的患者往往急于功能锻炼，要求很快能生活自理，甚至工作；有部分患者表现出悲观、失望、精神抑郁等不良心理，医护人员应对其做好心理护理，鼓励患者恢复战胜疾病的信心，实事求是地对待疾病，保持轻松平和的心情，使其配合治疗，以期早日康复。

第七节　急性脊髓炎高压氧治疗及护理

一、概述

急性脊髓炎（acute myelitis, AM）是一种常见的神经系统疾病，指非特异性局限在 1 个或数个节段的急性横贯性脊髓炎，主要为脱髓鞘或脊髓坏死所致。该病可见于任何年龄，以青壮年居多。10 ～ 19 岁和 30 ～ 39 岁为 2 个发病高峰，年发病率在 1/100 万～ 4/100 万，主要表现为患者的下肢运动出现障碍。传统治疗以激素为主，辅以神经营养药物。高压氧以经济且无毒副作用的特点，广泛应用于包含脊髓炎在内的多种疾病的临床辅助治疗中，并取得了良好的治疗效果。另外，AM 的病情进展极快，加上该病有较多的并发症，因此在治疗期间对护理质量的要求比较高。

（一）临床表现

此病临床多为急性，症状在数小时或数日内进展至高峰；或呈亚急性，症状在 1 ～ 2 周达高峰。本病可发生于任何年龄，以青壮年多见，男女发病无明显差异。全年散在发病，以冬末春初或秋末冬初较为常见。

1. 先驱症状

病前 1 ～ 4 周常有发热、全身不适等上呼吸道或消化道感染病史，或有外伤、疲劳、受凉等诱因。部分患者先有腰背痛、束带感或根性疼痛、下肢麻木、无力等先驱症状。

2. 脊髓症状

因脊髓病变累及的节段和范围不同，患者的症状和体征各异。脊髓全长的任何节段均可受累，以胸段最常见（74.5%），其次为颈段（12.7%）和腰段（11.7%）。胸段 $T_3 \sim T_5$ 节段最易受损，是因为其处于血管供应末端。病变范围多侵犯脊髓几个节段的全部结构，称为横贯性脊髓炎；亦可为局灶性，病损只累及部分脊髓结构，呈半侧脊髓分布，出现布朗 - 塞卡综合征（Brown-Séquard syndrome）、脊髓前动脉分布或脊髓后柱分布。病变逐步向上发展者称为上升性脊髓炎。以胸段损伤为例，急性脊髓炎的常见症状有以下三种。

（1）运动障碍

起病初期为双下肢无力，行走困难，迅速发展成完全性截瘫，双下肢弛缓性瘫痪，肌张力降低，腱反射减弱或消失，腹壁反射、提睾反射、足跖反射消失，病理反射阴性，此现象称为脊髓休克。脊髓休克的发生机制尚不十分清楚。脊髓休克期的长短取决于脊髓损害的程度、速度和是否有并发症。尿路和肺部感染、压疮及营养不良等并发症可使脊髓休克期延长。休克期一般持续 3 ~ 4 周，随着脊髓休克的消失，腱反射、肌张力和肌力逐渐恢复，痉挛也随之出现，表现为肌张力增高、腱反射亢进、浅反射消失（腹壁和提睾反射）和出现病理反射。严重脊髓全横断患者于外界或内在（如膀胱充盈）受刺激时可出现屈曲反射，或称脊髓总体反射。长期的脊髓休克状态常提示预后不良。

（2）感觉障碍

感觉障碍常是急性脊髓炎的首发症状，或与运动障碍同时发生，表现为病变水平以下所有深、浅感觉减退或消失，以痛觉障碍最为明显；部分患者感觉缺失区上缘 1 ~ 2 个节段皮肤有感觉过敏区，病变节段皮肤有束带样感觉异常；少数脊髓损害较轻者感觉障碍水平可不明显。脊髓损害限于半侧者可表现为脊髓半切综合征，即病灶水平以下同侧深感觉障碍和锥体束征及对侧浅感觉障碍。

（3）自主神经功能障碍

膀胱功能障碍：在脊髓休克期，一切反射均消失，膀胱无充盈感，逼尿肌松弛，表现为无张力性膀胱和尿潴留。此时膀胱充盈可在 1 000 mL 以上，患者仍无尿意，但当膀胱继续过度充盈，将出现充盈性尿失禁，又称假性尿失禁。随着脊髓休克消失，逐渐出现反射性膀胱，膀胱容量小和膀胱张力亢进，临床表现为反射性和周期性排尿，无尿意、尿急，但残余尿少。

肠道功能障碍：脊髓休克期常出现便秘或大便潴留，也可因肛门括约肌松弛而出现大便失禁。此外，肠道蠕动功能减弱或消失还可引起腹胀等肠麻痹现象。恢复期患者排便功能可逐渐恢复正常，但病情严重的痉挛性屈曲性截瘫患者还常有便秘；长期弛缓性瘫痪者括约肌松弛，肠蠕动减少而无排便反射和排便能力。

其他障碍：脊髓自主神经系统受损，可引起病变平面以下皮肤干燥、无汗，热天可因无汗影响散热而体温升高，瘫痪肢体还可出现浮肿、水疱、趾甲脆裂，以及性功能障碍。

（二）诊断要点

1. 诊断

急性起病，迅速出现脊髓横贯性损害症状，病变平面以下有深、浅感觉障碍，运动瘫痪和自主神经功能障碍。

2. 脑脊液检查

大多数患者脊髓腔通畅，脑脊液无色、透明，白细胞数正常或轻度增高（$10 \times 10^6 \sim 100 \times 10^6$/L），以淋巴细胞为主；蛋白含量正常或轻度增高（$0.5 \sim 1.0$ g/L），糖及氯化物正常。

3. 脊髓 MRI

正常或病变脊髓节段水肿、略增粗，脊髓内显示斑片状长 T_1、长 T_2 异常信号，T_1 加权像呈不太清晰的长 T_1（低）信号，T_2 加权像呈清晰的长 T_2 信号（高），信号比较均匀，Gd-DTPA 增强扫描呈斑片状强化。

4. 诊断标准和排除标准

（1）诊断标准：①急性发病的脊髓运动、感觉和自主神经功能障碍。②症状和体征累及双侧，但不一定对称。③有明确的感觉平面。④能排除脊髓外压迫疾病。⑤有脊髓内炎症的证据，包括脑脊液白细胞增高或 IgG 指数增高，以及 MRI 的脊髓内钆增强影像。⑥若发病早期无炎性证据，必要时可于病后 2 ～ 7 d 复查腰椎穿刺和 MRI。⑦发病后病情进展在 7 d 之内达到顶峰。

（2）排除标准：① 10 年内有脊髓放射治疗史。②临床表现为脊髓前动脉血栓形成。③ MRI 于脊髓表面显示异常的流空现象，符合动静脉畸形。④有结缔组织疾病的血清学或临床证据（类肉瘤病、贝赫切特综合征、系统性红斑狼疮、混合性结缔组织病等）。⑤有感染性疾病的神经系统表现，如梅毒、莱姆病、HIV、人类嗜 T 细胞病毒 -1（HTLV-1）、支原体感染，以及病毒感染，如单纯疱疹病毒 -1、单纯疱疹病毒 -2、水痘 - 带状疱疹病毒、EB 病毒（Epstein-Barr virus）、巨细胞病毒、人疱疹病毒 -6 和肠道病毒。⑥脑 MRI 异常，提示多发性硬化。⑦有临床视神经炎的病史。

5. 鉴别诊断

本病应与急性硬脊膜外脓肿、脊髓出血、急性脊髓压迫症、吉兰 - 巴雷综合征（Guillain Barré syndrome）及其他原因的脊髓病或脊髓炎相鉴别。

二、高压氧治疗

护理人员按照 0.45 mg/（kg·d）的剂量给予患者地塞米松静脉滴注和大剂量甲基强的松治疗。高压氧联合优质护理组和高压氧联合常规护理组的患者在此基础上给予高压氧治疗。高压氧治疗方案：采用冰轮高压氧舱（GY3290 / 0.3 ～ 18 IV），升压 20 min 至舱内压为 0.2 MPa，稳压吸纯氧 60 min，中间休息 10 min 吸舱内空气，30 min 匀速减压至常压出舱，1 次 / 天，10 次为 1 个疗程，共 3 个疗程，疗程之间无间隔。

三、高压氧治疗的护理

（一）心理护理

突然患病导致不能行走和站立，加上生活自理能力变差，使患者易产生恐惧、焦虑、烦躁的不良情绪，而长期处于这种不良状态会影响治疗效果。因此，护理人员应时刻关注患者的情绪变化，一旦发现患者情绪低落，应立即采取相应措施，比如经常与患者进行生活和疾病方面的交流，帮助患者建立治疗信心。此外，护理人员还应引导患者家属对患者实施精神上的支持和关爱，进而帮助患者增强克服疾病的信心。

（二）加强健康教育

护理人员要及时了解并掌握患者的病情，为患者普及疾病相关的知识，引导患者平时积极配合医护人员的工作。同时，护理人员还应在患者出院前帮助患者制订健康的饮食和锻炼计划，使患者出院后能够自己做适当训练，帮助肢体恢复。

（三）治疗护理

对于采用高压氧治疗的患者，在进入氧舱治疗前护理人员应详细询问患者的病史，并对患者进行密切的生命体征测量，使患者能够顺利进行高压氧治疗。治疗过程中，严密观察患者生命体征。舱内温度要随时调整，注意患者的保暖，进行舱内减压时速度要慢，注意在减压过程中观察患者的病情，指导患者进行有效、正常的呼吸。

（四）指导患者进行康复运动

在患者卧床养病期间，护理人员应对患者的肢体进行按摩，同时对患者肢体采取屈伸、外展等训练，鼓励患者自己进行适度的走动训练。

第三章 外科中的高压氧治疗及护理

第一节 颅脑损伤高压氧治疗及护理

临床上颅脑损伤为一种常见、多发疾病，多为坠落、交通事故、斗殴等外力间接或直接对脑组织和颅骨造成伤害，从而造成脑功能、形态损害，轻者会出现轻微头痛，重者会导致死亡。颅脑损伤具有较高的病死率、致残率、发病率，常合并多项功能损害，会降低患者的生活质量，使其无法恢复正常工作、回归社会，增加了家庭和社会的负担。目前临床治疗颅脑损伤多采取药物、高压氧治疗等措施，其中高压氧治疗能降低颅内压，缓解脑水肿症状，缓解脑组织缺氧缺血，有效促进患者神经功能、觉醒反应恢复，提高治愈率，缩短病程，起效快，可提高患者生活质量，有效减少并发症的发生。高压氧综合治疗的早期介入、遵医嘱、足疗程对增强颅脑损伤的治疗效果意义重大，科学有效的护理可辅助治疗颅脑损伤，改善临床疗效。

一、高压氧治疗机制

高压氧治疗是指在充满大气压的环境下给予患者纯氧气呼吸，经足够的氧气治疗，可有效改善患者脑部组织的功能。高压氧治疗可增加患者的血氧含量，提高患者颅内血氧分压，增加氧气利用率及摄取量，扩大血氧弥散范围，从而提高治疗效果，目前高压氧治疗的临床价值得到了医患的高度认可。高压氧治疗颅脑损伤的作用机制包括以下几点。

（1）高压氧可提高脑组织血氧浓度及氧在脑组织中的弥散距离，及时纠正脑组织缺血缺氧症状，从而促进部分可逆状态的受损脑细胞恢复。

（2）高压氧可增加椎动脉血流量，增加脑干网状激活系统的供血量，进而提高上行网状系统的兴奋性。

（3）高浓度血氧可提升脑组织线粒体中的质子泵（H^+-ATP 酶）活性，

减少酸性代谢物的产生，有效纠正酸中毒，进而有效减少酸性物质对细胞膜的损害，减轻患者水肿症状，减少自由基产生，抑制脂质过氧化反应，增加细胞膜稳定性，有效减轻水肿症状，降低颅内压水平，有效切断脑缺氧和脑水肿的恶性循环，进而加快脑组织修复。

（4）曾有学者通过动物实验发现，颅脑损伤后，皮质损伤灶大脑皮质部位会出现反应性星形胶质细胞增生。星形胶质细胞增生可视为一把双刃剑，若适度增生，增加神经营养因子的分泌，保护神经元，从而促进神经元再生，对脑组织损伤修复具有重要意义。研究证实，高压氧治疗可在大脑皮质与海马部位适当促进波形蛋白、胶质纤维酸性蛋白（GFAP）阳性表达星形胶质细胞增生，对促进星形胶质细胞发挥神经保护作用促进神经修复具有重要价值，且采取高压氧治疗能够促进胶质细胞增生，增强胶质细胞源性神经营养因子（GDNF）表达，对原发性损伤灶周围脑组织可发挥有效的保护作用，能够有效减轻脑组织继发性损伤。研究发现，高压氧治疗能够进一步增加神经生长因子（NGF）表达，NGF为神经营养因子的一种，在脑内主要来源于神经元，其次是胶质细胞。有文献报道，脑损伤后损伤侧脑组织NGF表达阳性细胞，增加神经生长因子信使核糖核酸（NGFmRNA）表达水平，外源性给予NGF对脑损伤后神经元可产生显著的保护效果，且在促进脑外伤愈合后，巢蛋白阳性细胞数量增加，会参与神经元增生及重塑。总之，高压氧治疗颅脑损伤对保护神经元，减轻脑水肿，可逆性损伤的神经元再生、重塑具有促进作用。

二、高压氧治疗颅脑损伤的临床应用

曾有学者对90例颅脑损伤患者进行观察，对照组患者接受常规综合治疗，观察组患者在常规综合治疗的基础上进行高压氧治疗，并进行综合护理干预，疗程为1个月。结果发现，观察组患者治疗后的临床症状、体征等改善效果优于对照组，治疗总有效率在95.0%以上，而对照组治疗总有效率仅为64.4%。观察组患者日常生活活动能力评定量表（ADL）评分及格拉斯哥昏迷量表（GCS）评分与对照组比较无统计学差异。另有学者对66例重型颅脑损伤患者进行了分组治疗，对照组患者接受常规对症处理，包括脱水、抗感染、激素治疗，并接受常规基础护理；观察组患者在对照组护理基础上接受早期高压氧治疗及综合护理。结果发现，观察组患者治疗显效率为54.6 %，总有效率为93.9 %，均高于对照组，且 GCS 评分高于对照组。由此可见，重型颅脑损伤患者接受早期高压氧治疗，并配合综合护理，可改善术后 GCS 评分，恢复神经功能，有效提高生活质量。

高压氧治疗可有效提高颅脑损伤患者的脑功能评分，改善患者脑血供、神经精神症状，促进颅脑损伤患者的脑功能恢复，且可使长时间昏迷患者苏醒。亦有学者指出，高压氧治疗无法有效改善颅脑外伤恢复期患者的临床表现，提高局部脑血流。有学者将高压氧应用于外伤性癫痫、硬膜下积液、外伤后脑积水等疾病的治疗中，并指出高压氧预防部分颅脑损伤并发症、后遗症的效果显著。然而高压氧治疗对以上疾病的治疗效果还未获得广泛认可，依旧需要展开进一步的研究与探讨。

三、高压氧治疗颅脑损伤的临床护理

（一）心理护理

护理人员应对患者做好入院宣传教育，减轻患者对陌生环境的不适、恐惧等，保证患者积极配合临床治疗；向患者及其家属介绍高压氧治疗的成功案例，消除患者对治疗效果及手术安全性的担忧、顾虑；讲解高压氧治疗前、后的注意事项，多与患者沟通。将患者心理状态调整至最佳，保证患者积极接受治疗，从而获得最佳治疗效果。

（二）进舱前护理

进舱前对患者进行常规检查，尤其是昏迷患者，应准确检测其临床指征，观察患者是否存在气胸、颅内出血等症状，患者生命体征平稳后方可入舱治疗。对有痰患者应进行吸痰处理，保证患者呼吸道通畅。

（三）舱中护理

在加压过程中，加压速度不宜过快，密切观察患者的呼吸频率、深度，暂时夹闭各种体腔引流导管，待压力稳定后再开放。正确指导患者不停做吞

咽动作。在稳压吸氧期间帮助患者正确佩戴吸氧装具，对气管切口或鼻导管给氧患者，应注意调整供氧流量，观察患者病情变化，若患者出现异常及时向医生报告，并做好详细记录。在减压期间密切观察治疗情况和患者反应，保证所有引流管通畅，避免肺气压伤。在减压过程中，对癫痫发作患者应立即停止检验，癫痫发作停止后再减压出舱。

（四）出舱护理

密切观察患者的治疗情况、反应，监测患者的脉搏、血压，在患者病情稳定后将其送回病房，对患者进行血气分析，并观察各项指标变化，以患者病情为依据，及时调整护理措施，改善治疗效果。曾有学者对 118 例重型颅脑损伤患者进行研究，根据对照组患者的病情给予营养脑细胞、脱水、抗感染、对症治疗、激素治疗及临床基础护理，观察组患者在对照组的基础护理与治疗基础上给予高压氧治疗。结果显示，观察组患者功能恢复指数优于对照组，表明重型颅脑损伤后越早实施高压氧治疗临床效果越显著，对患者实施综合评价、及时对症护理可有效保证高压氧治疗的临床效果。

第二节 脊髓损伤高压氧治疗及护理

一、概述

脊髓损伤（spinal cord injury, SCI）是中枢神经系统的严重损伤，是一种严重威胁人类生命健康的疾患，多源于交通伤、坠落伤、暴力或运动等，在现代社会中有很高的发病率和致残率。脊髓一旦损伤、坏死，恢复的可能性较小。早期、全面的医疗干预和康复治疗对减轻 SCI 患者脊髓损伤程度和提高患者今后的生活质量有极其重要的影响。

（一）发病机制

研究表明，SCI 有两种损伤机制，即原发性损伤（包括机械损害、出血等）和继发性损伤。原发性损伤被动地发生在损伤后的短时间内（一般为 4 h 内），是不可逆的。而继发性损伤是在原发损伤后的数分钟到数天内逐渐形成的，并伴随一系列的细胞内代谢和基因改变，有时继发性损伤产生的组织破坏程度甚至超过原发性损伤。

由于继发性损伤的可干预性，其可以通过早期、积极、正确的医疗干预来预防和减轻。因此，如何对其发生机制进行研究并给予有效的治疗策略成为近些年来的关注热点。继发性损伤的机制较多，主要有血管机制、自由基损伤机制、兴奋性氨基酸毒性作用、细胞凋亡、钙介导机制、一氧化氮机制等。

1. 血管机制

SCI 后的血管改变是即刻的及延迟的局部效应和系统效应。局部效应包括微循环的进行性下降，脊髓血流自动调节的紊乱及脊髓血流量（SCBF）的下降。系统效应包括全身性低血压、神经源性休克、外周阻力降低及心排血量的减少。具体机制如下四项。

（1）严重 SCI 后，交感神经张力降低，心排血量减少，血压下降，脊髓自动调节血流的能力丧失，使得脊髓组织局部血供不足。

（2）微血管痉挛，血管内皮细胞损伤或水肿。

（3）损伤后产生的血管活性胺（儿茶酚胺）及一些生物化学因子，如氧自由基、一氧化氮、血小板活化因子、肽类、花生四烯酸代谢产物、内皮素、血栓素 A2 等均可影响微血管，使血管通透性增高，血小板聚集，血管栓塞。

（4）创伤后脊髓内存在早期广泛的小血肿，特别是灰质内血肿可导致灰质周围白质的缺血，因为脊髓内大部分白质的血供是由沟动脉分支穿过灰质而来的。这些血管改变导致损伤区脊髓缺血，而如果长时间严重缺血，则会引起伤后脊髓梗死。脊髓缺血程度与其损伤和功能障碍的程度呈一种线性的剂量 - 反应关系，且在伤后最初的数小时内逐渐加重，至少持续 24 h。

2. 自由基（FR）损伤机制

脊髓组织富含脂类物质，对脂质过氧化反应极为敏感。在生理状态下，人体为维持各种细胞和亚细胞结构的完整性虽产生一定 FR，但内源性氧化系统如超氧化物歧化酶（SOD）、过氧化氢酶（CAT）可以有效消除 FR。SCI 后，通过多种环节可使 FR 增高：①脊髓组织缺血、缺氧和出血使线粒体功能障碍，ATP 降解，氧还原不完全，产生氧自由基；②血管内皮细胞、神经细胞缺氧代谢，通过黄嘌呤 - 黄嘌呤氧化酶系统产生大量的 FR；③多形核白细胞在吞噬时产生大量 O^{2-}、OH^- 及 H_2O_2；④ SOD 及 CAT 等抗氧化物质活性明显下降。一方面，FR 增高使脊髓组织的脂质过氧化反应不受抑制的地进行，破坏脂质结构的细胞膜或细胞器膜的通透性和完整性，最终引起细胞死亡；另一方面，自由基可抑制前列腺素，使得前列腺素的合成抑制不能对抗内皮素的血管收缩作用，导致血管痉挛与闭塞。

3. 兴奋性氨基酸（EAA）作用机制

兴奋性氨基酸（EAA）包括谷氨酸（Glu）、天冬氨酸（Asp），在生理状态下发挥神经递质作用，但在病理状态下则具有神经毒性作用。目前，许多研究人员认为 EAA 及其受体在触发 SCI 后的继发病理生理反应中起重要作用。EAA 参与 SCI 继发损伤机制分两方面：一方面，SCI 后 EAA 大量释放，导致神经细胞的通透性改变，Na^+、H_2O 内流致细胞毒性水肿；另一方面，伤后 EAA 大量释放，过度激活 NMDA 受体，使受体依赖性 Ca^{2+} 通道大量开放，导致 Ca^{2+} 内流而引起神经元迟发性损伤。

4. 细胞凋亡机制

细胞凋亡是指细胞在一定条件下的主动程序性死亡。众多研究证实，SCI 后 4～24h 即出现大量神经元及胶质细胞凋亡，其中促凋亡因子如 Bax、caspase-3 等表达增加，而抑制凋亡因子如 Bcl-2、c-kit 等表达减少。活化的胶质细胞在损伤后的最初几周内保护脊髓组织，参与损伤即刻脊髓功能的恢复。其通过迁移至损伤处，使损伤部位致密，并且阻止中性粒细胞的进入。胶质细胞还具有生成神经营养因子、清除氧自由基、支持神经元存活等作用。有研究表明，细胞因子 TNF-α 在胶质细胞的凋亡中起重要作用，损伤后 TNFR1 受体的下调能减少 TNF-α 在胶质细胞凋亡中的作用。凋亡的胶质细胞未表达特异性的酸性胶质蛋白（星形胶质细胞的特异性蛋白），而形态学表现为少突胶质细胞。少突胶质细胞分布在脊髓灰、白质中，在白质的纤维之间排列成行，它们包绕轴突，形成髓鞘；少突胶质细胞凋亡使有髓神经纤维发生脱髓鞘，轴索瓦氏变性，继而留下胶质瘢痕。

5．一氧化氮（NO）作用机制

NO 是一种重要的信使分子，有松弛血管、抑制血小板聚集、增加血流、保护细胞、促进再生等作用，因此适量的 NO 可以保护神经细胞，促进神经再生。但是过量的 NO 可介导严重的神经毒性及细胞毒性，而造成组织的进一步损伤。研究表明，SCI 后产生过量的 NO，可加重脊髓继发性损伤。NO作为杀伤分子参与神经细胞毒性的机制为：介导兴奋性氨基酸的神经毒性。与超氧阴离子反应，形成毒性很强的过氧化硝基阴离子及羟自由基，引起广泛的脂质过氧化及蛋白质酪氨酸硝基化反应，与细胞内许多酶的铁硫中心结合，干扰 DNA 双链，影响其转录翻译。

6．其他

继发性损伤的机制还有细胞内 Ca^{2+} 超载、神经肽机制、内皮素作用机制、前列腺素作用机制等。这些机制在脊髓继发性损伤中相互交错、级联，共同发挥重要作用。

（二）分类分级

1．病因分类诊断

（1）外伤性脊髓损伤。

（2）非外伤性脊髓损伤。

2．损伤的严重程度

（1）脊髓解剖横断。此种类型见于严重的脊柱骨折脱位、椎管贯通伤等。骨折片侵入椎管内损伤脊髓；伤后 6 h 中心灰质液化坏死；伤后 6 周脊髓断端 1～2 cm 均为胶质及纤维细胞、瘢痕所代替。

（2）完全性脊髓损伤。此种损伤较多见，创伤本身决定了脊髓损伤的严重程度，脊髓解剖上连续，但传导功能完全丧失，临床表现为脊髓损伤平面以下感觉、运动、括约肌功能全部丧失。伤后 15 min～3 h 可见中央管出血，灰质呈多灶性出血，出血区神经细胞部分退变；6 h 出血遍布灰质；24～48 h 灰质中几乎看不到神经细胞，白质中神经轴突退变，有的地方开始坏死；伤后 1～2 周脊髓大部分坏死；6 周时脊髓的神经组织完全消失，被神经胶质替代。其继发损伤如水肿、出血、微循环障碍、氧自由基释放等较重且呈进行性，若无干预最后常导致脊髓坏死。在脊髓损伤后的6～8 h虽然中心有出血、水肿，但尚未坏死，周围白质也完整，是治疗的最佳时期。其后的继发性损伤如水肿、出血、微循环障碍、氧自由基释放等较重且呈进行性，如无干预最后常导致脊髓坏死。

（3）不完全性脊髓损伤。此类损伤类似完全损伤，但损伤本身相对较轻，脊髓解剖连续性完好，传导功能部分丧失，临床表现为脊髓损伤平面以下有不同程度的感觉、运动、括约肌功能存在。依据损伤部位不同分为五种综合征，即前脊髓损伤、后脊髓损伤、中央型脊髓损伤、脊髓半横贯伤、圆锥及马尾损伤。伤后1～3 h中央管内渗出及出血，灰质中有数处点状或灶性出血，6 h灰质出血区部分神经细胞开始退变，24 h少数白质发生退变，6周时脊髓中已不见出血。其继发损伤相对较轻，非进行性，多有部分功能恢复，但灰白质中可遗留软化坏死灶。

①前／后索综合征。前索综合征：脊髓前部损伤，表现为损伤平面以下运动和痛温觉消失，由于脊髓后柱无损伤，本体感觉存在。后索综合征：脊髓后部损伤，表现为损伤平面以下的本体感觉丧失，而运动和痛、温觉存在。前／后索综合征多见于椎板骨折伤员。

②半切综合征。脊髓半侧损伤，表现为损伤平面以下的对侧痛、温觉消失，同侧的本体感觉和运动丧失。

③中央索综合征。颈髓损伤时多见，上肢运动丧失但下肢运动功能存在，或上肢运动功能丧失明显比下肢严重。损伤平面的腱反射消失，而损伤平面以下的腱反射亢进。

④圆锥损伤综合征。脊髓圆锥和椎管内腰段脊神经损害，双下肢多无明显运动障碍，肛门与会阴部有鞍状感觉障碍，性功能障碍（阳痿或射精不能），大小便失禁或潴留，肛门等反射消失。偶尔可以保留球-肛门反射和排尿反射。

上圆锥综合征（L_4-S_2）相对少见。与圆锥综合征相反，在这个综合征中，病变的高度可决定产生轻瘫还是弛缓性瘫。髋关节的外旋和背屈（直腿抬高）、膝关节可能屈曲（L_4、S_2）及踝关节与趾关节的屈曲和伸展（L_4、S_2）可减低或丧失。跟腱反射消失，但膝反射保留，膀胱和直肠仅能通过反射排空。尽管性能力丧失，但偶可有阴茎勃起，偶尔也可以保留骶段反射。

圆锥综合征（S_3-C）也很少见，胸腰段损伤，L_1 暴烈性骨折可造成圆锥损伤，亦可造成脊髓和神经根损伤。

⑤马尾综合征。椎管内腰骶神经损害，特点是下肢不对称性损伤明显，临床表现除相应的运动或感觉障碍外，无反射性膀胱及肠道运动障碍，下肢功能包括反射活动的丧失。马尾的性质实际上是周围神经，预后较好。各种原因的马尾神经损害，临床出现鞍区感觉、括约肌功能、性功能三大障碍为主的症候群，称为马尾神经综合征。

（4）脊髓振荡。此类损伤是最轻微的脊髓损伤，临床表现为不完全截瘫。组织学上灰质中可有小灶性出血及神经组织的退变，但不形成坏死灶。一般于伤后 24～48 h 症状和体征消失，多不遗留神经系统的后遗症。

（三）截瘫指数

脊髓损伤后各种功能丧失的程度可以用截瘫指数来表现。"0"代表功能完全正常或接近正常，"1"代表功能部分丧失，"2"代表功能完全丧失或接近完全丧失，一般用来记录肢体自主运动、感觉及两便的功能情况，相加后即为该患者的截瘫指数。如某患者自主运动完全丧失，而其他两项为部分丧失，则该患者的截瘫指数为 2+1+1=4，三种功能完全正常的截瘫指数为 0，三种功能完全丧失的截瘫指数为 6。指数可以大致反映脊髓损伤的程度、发展情况，便于记录，还可比较治疗效果。

（四）临床表现

1. 感觉障碍

脊髓完全损伤者受损平面以下各种感觉均丧失，部分损伤者则视受损程度不同而保留部分感觉。

2. 脊髓休克

脊髓受损后，损伤平面之下完全性迟缓性瘫痪，各种反射、感觉及括约肌功能消失，数小时内开始恢复，2～4周完全恢复。较严重的损伤有脊髓休克的过程，一般在3～6周才逐渐出现受损水平以下的脊髓功能活动。在脊髓休克期很难判断脊髓受损是功能性的还是器质性的。受伤当时或数小时内即有完全性的感觉丧失，特别是肢体瘫痪伴有震动觉的丧失，提示有器质性损伤。脊髓休克时间越长，说明脊髓损伤程度越严重。

3．运动功能异常

横贯性损伤在脊髓休克期过后，受损平面以下的运动功能仍完全消失，但肌张力高反射亢进；部分损伤者则在休克期过后逐步出现部分肌肉的自主活动。脊髓损伤后出现受损节段支配肌肉的松弛、萎缩及腱反射消失等下运动神经元损伤的体征时，有定位诊断的意义。

4．自主神经功能紊乱

自主神经功能紊乱常可出现阴茎异常勃起、Horner综合征、麻痹性肠梗阻、受损平面以下皮肤不出汗及高热等。

5．反射活动异常

休克期过后，受损平面以下肢体反射由消失逐渐转为亢进，张力由迟缓转为痉挛。脊髓完全性损伤为屈性截瘫，部分性损伤为伸性截瘫。有时刺激下肢可引起不可抑制的屈曲与排尿，叫作总体反射。

6．膀胱功能异常

脊髓休克期表现为无张力性神经源性膀胱；脊髓休克逐渐恢复后表现为反射性神经源性膀胱和间歇性尿失禁；脊髓恢复到反射出现时，刺激皮肤会出现不自主的反射性排尿，晚期表现为挛缩性神经源性膀胱。

7．脊髓不同平面损伤的早期表现

（1）第1至第2颈脊髓节段损伤。

运动改变：甲状舌骨肌、肩胛舌骨肌、胸骨舌骨肌和胸骨甲状肌功能受限。

感觉改变：耳部或枕部痛觉过敏或减退。

（2）第3颈脊髓节段损伤。

C_3支配膈肌和肋间肌，伤后患者不能自主呼吸而死亡。

（3）第 4 颈脊髓节段损伤。

运动改变：伤后四肢、躯干所有的自主活动一概消失。创伤性反应波及第 3 颈神经，可引起自主呼吸丧失，严重时患者会很快死亡。

感觉改变：锁骨平面以下的感觉消失。另外，有吞咽困难、呼吸困难、咳嗽不能等症状，严重时则因缺氧而死亡。

（4）第 5 颈脊髓节段损伤。

运动改变：由于支配三角肌、肱二头肌、肱肌、肱桡肌的神经节段受损，患者双上肢完全无自主运动。肩部因有肩胛提肌、斜方肌的牵拉而能耸起。

感觉改变：患者除颈部及上臂前方一个三角区以外，所有感觉全部消失。

反射改变：患者除肱二头肌反射减弱外，其余反射全部消失。

（5）第 6 颈脊髓节段损伤。

患者由于脊髓创伤性反应及肠胀气影响，呼吸功能可受到明显干扰。

运动改变：胸大肌、背阔肌、肩胛下肌、肱三头肌瘫痪，肩部失去下垂功能，肘部失去伸展功能，提肩胛肌、斜方肌、三角肌及肱二头肌可收缩，因而患者的肩部可抬高，上臂可外展 90°，前臂屈曲，手放在头部附近。桡侧伸腕长肌呈下运动神经元损害，而第 6 颈脊髓节段以下的神经所支配的手指、躯干及下肢肌肉均呈瘫痪状态。

感觉改变：除上肢的外侧、前臂背外侧的一部分外，上肢其余部分均有感觉缺失现象。

反射改变：肱二头肌、肱桡肌反射均正常，肱三头肌反射消失。

（6）第 7 颈脊髓节段损伤。

运动改变：肱二头肌肌力正常，伸指总肌肌力减弱，旋前圆肌、桡侧屈腕肌、屈指深、浅肌、屈拇长肌均力弱，故手呈半卧状态。

感觉改变：躯干、下肢、上臂、前臂内侧、手的尺侧三个手指感觉障碍。

反射改变：肱三头肌反射消失。

（7）第 8 颈脊髓节段损伤。

可见单侧或双侧的霍纳征，由卧位改为坐位可出现位置性低血压。

运动改变：屈拇长肌、伸拇短肌、骨间肌、蚓状肌、对掌肌、对指肌肌力减弱或消失，外展拇短肌完全瘫痪而呈爪形手。

感觉改变：手4～5指、小鱼际肌及前臂内侧、躯干、下肢均感觉减退。

反射改变：肱三头肌反射及腹壁反射、提睾反射、膝腱反射、跟腱反射障碍。

（8）第1胸脊髓节段损伤。

可见霍纳征，面部、颈部、上臂不出汗。

运动改变：拇收肌、骨间肌、蚓状肌部分瘫痪，拇短展肌完全无功能，肋间肌及下肢瘫痪。

感觉改变：上臂远端内侧、前臂内侧、躯干及下肢感觉障碍。

反射改变：腹壁反射、提睾反射、膝腱反射、跟腱反射障碍。

（9）上胸段脊髓节段（第2～5胸脊髓）损伤。

腹式呼吸，直立性低血压。

运动改变：损伤平面以下的肋间肌、腹肌、躯干及下肢麻痹，呈截瘫。

感觉改变：损伤平面以下的感觉消失。

反射改变：腹壁反射、提睾反射、膝腱反射、跟腱反射障碍。

（10）下胸段脊髓节段（第6～12胸脊髓）损伤。

运动改变：上段腹直肌有收缩功能，而中段和下段腹直肌丧失功能，故收腹时肚脐向上移动，下肢瘫痪。

感觉改变：感觉改变平面，T_6 为剑突水平，T_7、T_8 为肋下，T_9 为上腹部。T_{10} 为平脐，T_{11} 为下腹部，T_{12} 为腹股沟。

反射改变：腹壁反射在第6胸节段受伤时全部消失。在第10胸节段受伤时，上、中腹壁反射存在而下腹壁反射消失。在第12胸节段受伤时，上、中、下腹壁反射全部存在。提睾反射、膝腱反射、跟腱反射均消失。

（11）第一腰脊髓节段平面损伤

运动改变：腰部肌肉力量减弱，下肢瘫痪。其中包括提睾肌、髂腰肌、缝匠肌及髋关节外展肌。膀胱及肛门括约肌不能自主控制。

感觉改变：整个下肢、腹股沟、臀部及会阴部均有感觉障碍。

反射改变：提睾反射、膝腱反射、跟腱反射、足跖反射均消失。

（12）第二腰脊髓节段平面损伤。

运动改变：髂腰肌及缝匠肌肌力减弱，下肢其余肌肉瘫痪，膀胱、肛门括约肌失控。

感觉改变：大腿上 1/3 以下及会阴部感觉全部缺失。

反射改变：提睾反射、腹壁反射存在，膝腱反射、跟腱反射障碍。

（13）第三腰脊髓节段平面损伤。

运动改变：下肢呈外旋畸形，伸膝力弱，膝关节以下肌肉瘫痪。

感觉改变：大腿中下 1/3 以下及鞍区感觉缺失。

反射改变：膝腱反射消失，跟腱反射、跖屈反射消失，提睾反射可引出。

（14）第四腰脊髓节段平面损伤。

运动改变：患者可勉强站立、行走，但由于臀中肌力弱，患者步态不稳，类似鸭步。

感觉改变：鞍区及小腿以下感觉消失。

反射改变：膝腱反射消失或减弱，跟腱反射、跖屈反射消失。

（15）第五腰脊髓节段平面损伤。

运动改变：髋关节呈屈曲内收畸形，股二头肌、半腱肌、半膜及的肌力减弱或瘫痪，可出现膝过伸畸形。摇摆步态，可出现马蹄内翻足。膀胱、肛门括约肌失控。

感觉改变：小腿外侧及偏后方、足背及鞍区感觉减退。

反射改变：膝腱反射正常，跟腱反射消失。

（16）第 1 骶脊髓节段平面损伤。

运动改变：由于小腿三头肌及屈趾肌瘫痪而伸肌有力，足呈跟足畸形，股二头肌、半腱肌、半膜肌肌力减弱，膀胱、肛门括约肌无功能。

感觉改变：跖面、足外侧、小腿外侧、大腿后侧及鞍区感觉减退。

反射改变：膝腱反射存在，跟腱反射消失。

（17）第 2 骶脊髓节段平面损伤。

运动改变：屈趾长肌及足部小肌肉瘫痪，患者不能用足尖站立。膀胱、肛门括约肌失控。

感觉改变：小腿后上方及大腿后外侧、足跖面及鞍区感觉缺失。

反射改变：跟腱反射减弱。

（18）第 3 骶脊髓节段平面损伤。

运动改变：肢体的运动功能良好，膀胱括约肌有部分功能，肛门括约肌失控。

感觉改变：阴囊 2/3、龟头、会阴、肛门周围、大腿后上 1/3 皮肤感觉障碍。

反射改变：肛门反射及球海绵体反射减弱，性功能可能有障碍。

8．并发症

（1）压疮。关键在于预防，采取如下措施：定时变换体位，减轻骨突出部位受压，选择良好的坐垫和床垫，改善全身的营养状况，注意皮肤的护理，向患者及家属进行预防压疮的教育。

（2）泌尿系感染。泌尿系统管理措施：尽早停止留置尿管，实行间歇导尿。根据尿流动力学的结果应用恰当的排尿方式和药物，使膀胱保持低压贮尿及低压排尿。定期检查泌尿系超声、尿常规、中段尿培养、尿流动力学。培养良好的个人卫生习惯，注意保持会阴部清洁。可以口服预防结石的药物。对长期无症状性菌尿无须用抗生素，以避免引起多种耐药菌的繁殖和感染。

（3）痉挛。治疗措施：发现并去除促使痉挛恶化的因素，如避免引起肌紧张的体位、控制感染、稳定情绪、保持环境温度。

物理疗法：关节活动度、站立、冷疗、水疗、交替电刺激。

药物：巴氯芬。

局部神经阻滞：肉毒毒素注射、脊髓后根切断术。

（4）下肢深静脉血栓。伤后 48 h 开始行预防治疗。

机械预防法：静脉泵、弹力袜等。

药物预防：肝素维生素 K 拮抗剂等。

（5）骨质疏松。诊断金标准：骨密度。

治疗及早期的干预措施：被动的站立训练、功能性电刺激、脉冲电磁场。

（6）截瘫神经痛。综合措施：药物治疗＋物理疗法（肌电生物反馈或高频电）＋行为心理治疗。

（7）自主神经反射。最严重的并发症，在 T_6 以上节段损伤较常见。

常见原因：下尿路受刺激（尿潴留、感染、尿道扩张、结石等）、大便滞留。

表现：面部潮红、损伤平面以上皮肤出汗、血压升高（比平常高40）、心动过缓或过速。

（8）呼吸系统并发症。患者早期死亡主要原因，以通气障碍、肺不张、肺炎多见。

（五）诊断及鉴别诊断

外伤造成的急性脊髓损伤病史明确，结合影像学资料诊断较容易。然而对于慢性脊髓损伤则必须注意，病史、临床表现、体征和影像学资料应一致，以避免临床工作中的误诊、误治。对于这几点，很多文献有详细描述，这里不再赘述，而仅就神经学检查中的定位结合临床实际进行讨论。神经学检查包括感觉和运动两部分，应分别描述，需要检查的内容应能决定感觉和（或）运动神经学水平，能打分，表现感觉和（或）运动功能，并能决定损伤的完全性。随意项目的检查虽不计分，但可将特异患者的描述作为参考。

1. 感觉检查

对每个关键点应左、右侧分别进行针刺及轻触检查。关键感觉点如下。

（1）C_2：枕骨隆凸。C_3：锁骨上窝。C_4：喙锁关节顶部。C_5：肘窝外侧。C_6：拇指。C_7：中指。C_8：小指。

（2）T_1：肘窝内侧。T_2：腋尖。T_3：第3肋间隙。T_4：第4肋间隙（乳头线）。T_5：第5肋间隙（在 T_4 与 T_6 之间）。T_6：第6肋间隙（胸骨剑突水平）。T_7：第7肋间隙（在 T_6 及 T_8 之间）。T_8：第8肋间隙（在 T_6 及 T_{10} 之间）。T_9：第9肋间隙（在 T_8 及 T_{10} 之间）。T_{10}：第10肋间隙（脐）。T_{11}：在 T_{10} 及 T_{12} 之间。T_{12}：腹股沟韧带中点。

（3）L_1：在 T_{12} 及 L_2 之间。L_2：大腿中前侧。L_3：股骨内髁。L_4：内踝。L_5：第 3 跖趾关节背侧。

（4）S_1：足跟外侧。S_2：腘窝中线。S_3：坐骨结节。S_{4-5}：肛区。

除上述各点外，应用指检查肛门外括约肌并对其感觉有或无进行记录，以确定瘫痪为完全性或不完全性。为评估 SCI，可做以下选择性检查，如位置觉及深压觉／深痛觉。另外，还建议对两侧上、下肢各一个关节，示指及
姆趾进行检查。

2．运动检查

对左、右侧各 10 个肌节的 10 块关键肌肉按头尾顺序检查。肌力按 6 级记录。按上述分级检查以下 10 块肌肉。选择这些肌肉是因为其支配神经节段一致，易于在仰卧位检查。

（1）C_5：肘屈肌（肱二头肌、肱肌）。

（2）C_6：腕伸肌（桡侧腕长、短伸肌）。

（3）C_7：肘伸肌（肱三头肌）。

（4）C_8：指屈肌（指深屈肌，至中指）。

（5）T_1：小指展肌（小指展指）。

（6）L_2：髋屈肌（髂腰肌）。

（7）L_3：膝伸肌（股四头肌）。

（8）L_4：踝背伸肌（胫骨前肌）。

（9）L_5：趾长伸肌（姆长伸肌）。

（10）S_1：踝跖屈肌（腓肠肌、比目鱼肌）。

除上述各肌外，还应通过指肛检查肛门外括约肌的收缩力，记录有或无，以确定损伤为完全性或不完全性。还可选择另一些肌肉，如膈肌、三角肌、外侧腘绳肌（股二头肌）进行肌力检查，记录为缺如、软弱或正常。

应当了解，每个节段神经（根）支配不止一块肌肉，大部分肌肉也不仅接收一个节段神经。因此，用某一块肌肉或肌群代表某一肌节只是一种简化。一块肌肉同时接收两个节段神经，如一条存在，而另一条缺如，即可造成肌力软弱。按照习惯，如果一块关键肌肉的肌力至少为 3 级，说明其最头侧仍

有完整神经支配。在决定运动水平时，其最邻近头侧的关键肌的肌力至少为 4 级或 5 级。举例说明：如果 C_7 关键肌肉无收缩，在决定运动水平为 C_6 时，至少 C_5 肌肉的肌力需达 4 级；在决定肌力为 4 级时，由于损伤后不同时间、不同因素，如疼痛、患者姿势、张力过高及废用，常不能引出，必须排除上述因素而患者又无力收缩，才能得出正确结果。总之，运动水平即最低正常运动节段（左、右侧可不同），其最低关键肌肉的肌力至少达 3 级，而其上关键肌肉的肌力需正常、4 级或 5 级。

二、高压氧治疗

脊髓损伤是脊柱骨折的严重并发症，常留下不同程度的残疾，病死率较高，高压氧治疗是促进脊髓损伤患者功能缺损恢复的有效方法。高压氧下，脊髓内血管收缩，血管床变小，血流量减少，血流速度加快，椎管内压力降低，从而能减轻组织水肿，缓解脊髓压迫，恢复微循环功能，改善血 - 脊髓屏障功能，特别是保护内皮细胞的功能，保护脊髓白质。高压氧还可使血液稀释，增加气体交换量和纤维蛋白原溶解度，降低全血黏度，改善脊髓组织的血循环，减少血栓形成，防止脊髓进一步缺血坏死。

患者均接受常规药物治疗。行手术治疗，分别于伤后或术后 5 ～ 10 d 采用高压氧舱治疗，1 次 / 天，60 分 / 次，10 次为 1 个疗程。

三、高压氧治疗护理

（一）治疗前的护理

1. 心理护理

由于高压氧治疗的特殊设备和环境，加之疾病本身的因素，患者在接受治疗的过程中可能会有紧张、恐惧、焦虑、急躁等情绪。因此，护理人员要向患者介绍高压氧治疗的目的和对康复的作用，以及治疗的基本过程和注意事项，让患者认识到高压氧治疗是安全可靠的，从而积极配合治疗。

2. 呼吸道准备

对于高位颈髓损伤后呼吸功能不全、呼吸肌障碍患者，在接受高压氧治疗前应做好呼吸道准备。遵医嘱使用化痰药物，雾化吸入 4 次 / 天，鼓励患者吹气球锻炼肺部功能，离开病房前给予患者充分吸痰，治疗过程中加强观察呼吸情况。

3. 搬运及治疗体位

因脊髓损伤患者病情的特殊性，应给患者安排舒适体位，在搬运过程中（使用 4 人搬运法）应注意保持脊柱平直，以维持脊柱的正常生理弯度，避免躯干扭曲；颈髓损伤者应戴颈托固定，翻身角度不超过 40°，以免造成脊髓再度损伤。治疗时，胸、腰髓损伤的患者取平卧位即可，颈髓损伤的患者取平卧位，头部抬高 15°，用沙袋固定颈部。

4. 皮肤护理

因患者从搬运开始到高压氧治疗结束返回病房一般需要 3 h，而脊髓损伤患者易出现压疮，所以应加强对其皮肤的护理。在搬运患者时，应避免拖、拉、拽，防止摩擦损伤皮肤，对受压部位皮肤有轻度压红的患者，治疗前可用红花乙醇按摩受压部位，患者入舱后用 4 块纯棉小毛巾垫于身下，以减轻骨突处的受压。

5. 进舱前准备

进舱前详细询问病史，了解患者有无外伤性癫痫、脑脊液漏、消化道出血等并发症。严密监测患者的生命体征、神志、瞳孔等变化，有多发性肋骨骨折、气胸、高热、严重肺部感染的患者禁止入舱。对可以行高压氧治疗的患者，应指导患者各种预防气压伤的基本知识，发放面罩并教会其使用。嘱患者进舱前不要进食过饱，排空大小便，穿着的棉质服装，严禁将易燃易爆物品（打火机、火柴、乙醇、电动玩具等）带入舱内，手表、钢笔、保温杯等也不宜带入。安装有活动性假牙的患者，应取出假牙；留置引流管的患者，应了解引流管的名称，妥善固定各种导管，防止滑脱，保持引流通畅，并注意观察引流液的性质、颜色、量；重症患者入舱前应备齐各种急救药品、器材，以防发生意外。因脊髓损伤患者病情的特殊性，应给患者安排舒适体位；颈髓损伤者应戴颈托固定，以免造成脊髓再度损伤。操舱人员在操舱前应对高压氧舱的设备进行全面检查，确保患者安全。

（二）治疗中的护理

1. 加压时的护理

开始加压时速度宜慢，加压时间为 20 min，当压强升到 0.03 MPa 时应告诉患者可能会发生耳痛，并嘱患者做张口、吞咽、鼓气等动作，使咽鼓管张开。因高气压下气体密度增加，患者的呼吸阻力增大，因此操舱人员的注意力要高度集中，严密观察患者呼吸的频率及深度，有无憋气、呼吸困难等症状，发现异常情况及时报告医生。

2. 稳压时的护理

稳压吸氧是高压氧治疗中的重要环节，应注意观察患者有无氧中毒的表现，如出现烦躁不安、冷汗、恶心、呕吐、肌肉抽搐等症状，应迅速摘除面罩，改吸空气，必要时终止治疗，减压，做好出舱准备。

3. 减压时的护理

吸氧治疗后严格执行减压方案，防止发生减压病。减压时由于空气膨胀吸热，应维持舱内正常温度，以免舱内出现雾化现象，必要时打开空调保暖。减压过程中要密切观察患者病情变化，嘱患者正常呼吸，不要屏气、连续咳嗽，防止肺气压伤，待高压氧舱压力表回到"0"后方可打开舱门出舱。

4. 出舱后的护理

出舱后严密监测患者的生命体征，了解患者治疗后的感受，保持各种管道的通畅，如有异常及时与医生联系，护送患者进入病房休息。如患者耳痛难忍，疑鼓膜损伤，应进行相关检查，一般休息 3 d 即可。

第三节　气性坏疽高压氧治疗及护理

一、概述

气性坏疽是由梭状芽孢杆菌侵入伤口引起的以肌坏死或肌炎为特征的急性特异性感染，多发生在下肢和臀部等肌肉丰富部位，病情发展迅速，是一种高致残、高致死率的感染性疾病。

（一）病因

气性坏疽为一种厌氧菌感染，病菌为革兰染色性梭状芽孢杆菌，主要有产气荚膜梭菌、诺维杆菌、败毒梭菌和溶组织梭菌等，常为多种致病菌的混合感染。该类病菌仅能在无氧环境下生存，其芽孢抵抗力非常强。梭状芽孢杆菌广泛存在于泥土和人畜粪便中，伤后被此菌污染的机会很多，但发生感染者却很少。人体是否发生气性坏疽感染除取决于梭状芽孢杆菌的存在外，还取决于机体抵抗力和伤口是否处于缺氧环境，开放性骨折伴血管损伤、挤压伤伴深部肌损伤、长时间使用止血带或石膏包扎过紧、邻近肛周和会阴部的严重创伤等易继发气性坏疽。

（二）病理生理

梭状芽孢杆菌可产生多种有害的外毒素和酶。部分酶能通过脱氧、脱氨、发酵作用产生大量不溶性气体，如硫化氢等，积聚在组织间。某些酶能使组织蛋白溶解，造成组织细胞坏死、渗出，产生恶性水肿。因气、水夹杂，组织急剧膨胀，局部张力迅速增高，皮肤表面变硬，似木板样；筋膜下张力急剧增加，压迫微血管，进一步加重组织缺血缺氧和失活，更有利于细菌生长繁殖，形成恶性循环。此外，该类细菌产生的 α 外毒素、透明质酸酶等使细菌易于穿透组织间隙而加速扩散。感染一旦发生，即可沿肌束或肌群向上、下扩散，肌组织转为砖红色，失去弹性，外观似熟肉。若感染侵犯皮下组织，气肿、水肿和组织坏死可迅速沿筋膜扩散。活体组织检查可见肌纤维有大量气泡和革兰氏阳性杆菌。

（三）临床表现

气性坏疽的临床特点是病情发展迅速，患者全身情况可在 12～24 h 全面、迅速恶化。潜伏期一般为 1～4 d，常在伤后 3 d 发病，最短在伤后 6～8 h、最长在伤后 5～6 d 发病。

1. 局部

早期患者自诉伤肢深重，有包扎过紧感或疼痛感。随疾病发展，伤处出现胀裂样剧痛，难以忍受，一般止痛剂不能缓解。局部肿胀明显，呈进行性加剧，有明显压痛。伤口周围皮肤肿胀、苍白、发亮，迅速转为紫红色，继而呈紫黑色，并出现大小不等的小水泡。轻压常有气泡从伤口溢出，并有稀薄、恶臭的浆液性或血性液体流出。皮下若有积气，手触可有捻发感。伤口内肌坏死，呈暗红或土灰色，刀割时肌纤维不收缩，也无出血。

2. 全身

患者神志清醒，但软弱无力、表情淡漠或烦躁不安，常可伴有恐惧或欣快感，并出现高热、脉速、呼吸急促、皮肤及口唇苍白、大汗和进行性贫血；晚期患者可出现严重中毒症状，如溶血性黄疸、感染性休克、外周循环障碍和多器官功能衰竭等。

（四）辅助检查

1. 实验室检查

（1）细菌学检查：伤口渗出物涂片可检出革兰氏阳性杆菌，同时可行伤口渗出物的细菌培养。

（2）血常规检查：可见红细胞计数和血红蛋白降低，白细胞计数增加。

（3）生化检查：了解各脏器的功能状态。

2. X线检查

X线检查常显示软组织间有积气。

（五）基础治疗

气性坏疽一旦确诊，应立即予以积极的治疗，以挽救患者生命，减少组织坏死和降低截肢率。

（1）患者应住单人房间，严密隔离，杜绝交叉感染。

（2）局部护理极为重要。若为开放伤口，一般在创面上做多处切口，并以3%过氧化氢冲洗。开始时每半小时冲洗一次，以后病情逐渐好转，可延长冲洗间隔，每隔1 h、2 h、4 h一次，连续不断。冲洗要求为将创面上的分泌物冲洗干净。冲洗后持续过氧化氢湿敷，随时注意保持敷布的湿度。在患处下方垫以油布中单，以保护床铺不被浸湿。如需截肢，一般多采用高平面开放截肢，截肢后创面完全开放，不缝合，肢端行皮牵引，以防皮肤回缩及残端挛缩。此外，还需经常观察创面及其四周的软组织是否有继发气性坏疽现象，发现异常及时告知医生。

（3）应用抗菌药。大多数常见的产气荚膜梭菌对青霉素敏感，故首选大剂量青霉素（≥1 000万U/d），静脉内滴注，以控制化脓性感染，防止伤口处因其他细菌繁殖消耗氧气而形成缺氧环境。大环内酯类（琥乙红霉素、麦迪霉素）和硝唑类（甲硝唑、替硝唑）抗生素也有一定疗效。

（4）对症治疗。镇静、止痛、退热等可减轻患者痛苦；少量多次输血可提高患者抵抗力；及时补充液体，维持水与电解质、酸碱平衡，记24 h出入量。

（六）消毒隔离

（1）由于该病通过接触传播，为避免交叉感染，应将患者安置在相对独立的隔离单位（在ICU住单间层流室），病室设有明显的隔离标志。工作人员采取标准预防，进入室内要穿隔离衣，戴帽子、口罩，换药戴手套，每次接触患者或患者污物后应彻底清洗并消毒双手，患者用过的器械用2 000 mg/L含氯消毒剂浸泡30 min后，用黄色塑料袋密闭封装，送高压蒸汽灭菌，包外标记专人专用。病室内地面、物体表面每日用500 mg/L含氯制剂擦拭2次。空气紫外线消毒，2次/天，30分/次。患者伤口下铺无菌中单，浸湿后立即更换，连同伤口更换下的敷料一起用双层黄色医疗废物袋封装，每日送焚烧炉焚烧。接触过患者特别是伤口的物品要随时进行有效的消毒处理，伤口分泌物和血液等液体废弃物可用含有效氯10 g/L的含氯消毒剂混合均匀，2 h后当作普通废弃物处理。患者出院后，做好终末消毒，房间用2%过氧乙酸喷雾8 mL/m³，30～60分钟，被褥用双层黄色医疗废物袋密封送焚烧炉焚烧，也可用6 000 mg/L有效含氯消毒液浸泡1 h，送洗衣房单独清洗。加强家属等陪护人员的管理，向患者家属说明气性坏疽感染的可能性，使其配合执行消毒隔离措施。

（2）加强手卫生管理。梭状芽孢杆菌等厌氧菌对化学消毒剂具有较强抗力，接触厌氧菌而感染的伤口怀疑被厌氧菌污染的情况下，用碘伏或乙醇类消毒剂给手消毒无效。若确认手上污染有厌氧菌，必须用含有效氯500 mg/L 的消毒液或 2 000 mg/L 过氧乙酸溶液洗手消毒，消毒后再用水冲洗干净。一般手部卫生处理，仍然可选择乙醇氯己定类快速手消毒液进行擦拭消毒，或用 5 000 mg/L 的碘伏消毒液洗手消毒。手部卫生是控制医院感染的最基础环节，对控制医院感染具有举足轻重的作用，必须加强医务人员手部卫生知识教育，强化手部卫生制度，医务人员必须坚持在各种手卫生指征条件下，按规定进行手卫生处理。

二、高压氧治疗

再次彻底清创并应用青霉素、头孢哌酮、奥硝唑联合抗菌治疗，重点覆盖产气荚膜梭菌，兼顾治疗其他感染细菌，同时进行高压氧治疗，1 次 / 天，方案为缓慢加压 15 min，使治疗压力达到 2.5 ATA，稳压后给患者戴面罩吸纯氧，吸氧 60 min，然后在 15 min 内缓慢减压出舱。同时给予患者创面、疼痛、心理等精心护理，并严格实施消毒隔离措施。

三、护理措施

（一）创面护理

患者进舱前行彻底的清创术，清除坏死组织。护士每日配合医师换药2 次。彻底清理渗液、渗血，严格执行无菌操作，用 3 % 过氧化氢冲洗后湿敷皮肤。伤口行大量冲洗时，用负压抽吸冲洗液，以避免药液浸泡皮肤。严密观察创面伤口面积大小、颜色，有无渗液、渗血、恶臭、脓性分泌物，伤口周围组织的肿胀情况，肌肉坏死症状，肉芽组织增生情况，有无气体溢出及捻发音是否进一步扩大。

（二）疼痛护理

患者意识清楚，截肢术后伤口剧烈肿胀，呈撕裂样剧痛，特别是在进行创伤换药时，患者疼痛难忍。护士注意倾听患者的主诉，使用疼痛程度数字评估量表评估患者疼痛等级，根据疼痛三阶梯疗法，遵医嘱选择相应的镇痛药。

（三）密切观察

监测生命体征，严密观察患者24 h尿量、尿性状，及时发现肾功能损伤；患者体温升高时，及时物理降温；必要时每班检查伤口周围有无气体溢出；观察伤口缝合处皮肤颜色、分泌物性质等，如有病情变化，及时报医师并予以对症处理，以免延误诊断与治疗。

（四）加强基础护理

做好患者的生活护理，铺气垫床，协助患者翻身，保护好受压的骨突部位，以预防褥疮。有污染时随时更换，保证患者舒适。若早期患者伤肢剧痛而影响夜间睡眠，可遵医嘱使用镇静药，尽量保证患者有充足的睡眠。给予患者高营养、易消化、富含维生素的饮食，维持水、电解质平衡，改善营养状况，增强抵抗力，促进创面愈合。

（五）高压氧治疗的护理

1. 建立感染隔离通道

患者包舱治疗，不与其他患者混用氧舱，并错开进出舱时间，以防交叉感染。将高压氧舱室划分为三个区。

（1）半污染区（进入本室大门口至舱体入口的通道），患者直接从半污染区入舱。

（2）污染区（高压氧舱的内部空间）。

（3）清洁区，包括操作台、诊断室、更衣室。操舱者在清洁区，其余人员穿戴隔离衣帽在半污染通道入口协助患者出入舱。

2. 高压氧舱内护理

患者行高压氧治疗时，使用专用平车，患者残肢下端垫一次性纯棉敷料，防止渗液污染。嘱患者保持自然呼吸，经常询问患者的感受，首次进舱向患者讲解开启咽鼓管的动作与方法。注意观察患者有无头昏、出汗、恶心、面肌或口角紧张抽搐、刺激性咳嗽、胸骨后疼痛等氧中毒症状，一旦发生应立刻中断吸氧，同时观察伤口及周围组织情况。减压时，嘱患者不要屏气与剧烈咳嗽，防止发生肺气压伤。注意身体保暖，以防感冒。

3．出舱后护理

询问患者有无不适，密切观察患者生命体征及伤口情况。患者在舱内使用的一次性敷料进行焚烧处理。患者出舱后立即关闭舱门，再次加压 5 ATA，停置 30 min 后减压。舱内使用 3 % 过氧化氢按照 20 mg/m³ 气溶胶喷雾，湿度 20 % ～ 40 %，物体表面使用 500 mg/L 含氯消毒剂擦拭，地面使用 1 000 mg/L 含氯消毒剂擦拭，待干后用清水再次擦洗。消毒顺序：舱门两侧及入口处—舱体部—舱壁台面—吸氧蛇形管等舱内物体表面及地面。使用专用平车、氧舱，每次治疗后进行消毒，在患者治疗完毕后进行 3 次空气和物体表面细菌培养，选取排气口、空调排风口、舱门一侧、舱体顶部和舱壁台面五个部分，表面采样并进行厌氧菌培养。3 次培养结果均在监测标准内（≤ 5 cfu/cm²），培养 5 d 厌氧瓶无细菌生长，则氧舱可供其他患者使用。

（六）严格实施消毒隔离措施

由于气性坏疽为传染性疾病，在临床相对少见。为杜绝院内交叉感染的发生，故特请感染控制科专业人员结合疾病的临床特点，针对消毒隔离和护理要点给全科护士进行强化培训，制定严格的清毒隔离方案。除将患者置于单人病房，设有明显的隔离标记外，一切医疗物品专病专用，既防患者之间交叉感染，也防医源性感染，保护医护人员安全。病房每日紫外线灯消毒 2 次，每小时开窗通风 5 min 以净化室内空气，每日用 1 000 mg/L 含氯消毒剂擦拭地面 2 次，湿度保持在 50 % ～ 60 %。进入该病房的工作人员必须穿隔离衣，戴双层口罩、帽子、手套和鞋套。各种操作应有计划地集中进行，在接触患者和做治疗护理前后必须用快速手消毒剂消毒双手。减少不必要的探视，严格处理污染物品，尽量使用一次性医疗用品，用双层黄色医疗垃圾专用袋扎口并贴特殊感染标签，集中焚烧处理。患者用过的床单、被罩等单独收集，专包密封，标记清晰，压力蒸汽灭菌后再单独清洗。

（七）心理护理

截肢初期，患者心情极度沮丧，对未来持悲观态度，无法积极配合治疗。同时，由于疾病本身强烈的传染性，医护人员的严格防护，病房的反复通风、消毒也让患者心理压力陡然增大。针对患者不同的心理反应，医护人员应采取有针对性的心理护理，耐心倾听患者诉说，鼓励其说出内心感受，同时告知患者高压氧治疗的原理，对疾病恢复的重要性，介绍成功的病例，帮助患者树立战胜疾病的信心。经过有针对性的心理护理及健康宣教，患者依从性大大提高，对治疗充满信心。

第四节　气管切开高压氧治疗及护理

高压氧治疗在对颅脑外伤、有害气体中毒、手术等各种原因造成的深昏迷和促进心脑复苏方面已被广泛应用。但是，这些患者常伴有气管切开，在氧舱内治疗需要采用特殊的吸氧导管。多年来，凡是有气管切开的患者一般不进舱内治疗，待闭合后再行高压氧治疗，这样大大延误了脑复苏的最佳时机（一般认为进舱治疗越早脑组织损伤程度越小）。另外，还有个别的采用头罩式吸氧法——用头罩将头部、颈部全罩上，氧气充满头罩进行吸氧治疗，这样虽然能进舱治疗，但是患者吸氧有效量不够，而且耗氧量大，浪费氧气。另外，由于头罩不严密还严重影响了舱内氧浓度，保证不了安全系数。气管切开患者逐渐增多，近年来更为明显，临床应用简易的高压氧舱内吸氧导管，给更多的气管切开患者提供了早期得到心脑复苏抢救的机会，提高了患者的生活质量，同时也提高了医疗护理质量。而且该导管使用方便，可保证氧气有效利用率，同时降低舱内的氧浓度，给予患者一个安全的治疗环境。在高压氧治疗这一特殊环境下，对气管切开患者更要有一套独特的护理措施。

一、供氧方式

（一）吸氧导管使用

采用抢救一级吸氧导管，上接三通管，下连患者气管外套管，可根据不同型号的气管套管选择吸氧导管（可分成人、小儿），以粗细合适为宜，每次用后清洁消毒以备用。吸氧量以控制台上氧流量 400 ～ 600 mL/h 为准。

（二）自制吸氧导管

采取医用塑料管（10 ～ 15 cm），上端连接三通管（相当于常规面罩接口处），下端接在气管切开部位的外套管上，以不漏气为宜。此方法简单方便，安全可靠，可保证供氧，每次使用后用消毒液（1∶1 000）浸泡消毒20 min，再用生理盐水清洗，晾干后可重复使用。

（三）注意事项

使用自制吸氧导管是直流吸氧，易使气管黏膜干燥，气管分泌物和痰液不易吸出，所以应在三通管上端连接湿化瓶，使痰液稀释易排除，保证呼吸道通畅，提高吸氧有效率。

二、护理要点

（一）舱外准备

呼吸道是否通畅是高压氧治疗能否成功的关键，故要保持呼吸道通畅。高浓度的氧对呼吸道及肺有一定的刺激作用，可引起呼吸道分泌物增多。因此，在患者进舱之前应给予吸痰，清除呼吸道分泌物，必要时可肌注阿托品0.5 mg，保证足量氧吸入。

（二）舱内吸痰

舱内吸痰利用舱内外压力差产生的负压吸引作用，其压力大小应掌握在表压0.04～0.06 MPa。压力过小，痰不易吸出；压力过大，会刺激气管黏膜，造成黏膜损伤或剧烈的咳嗽反射。吸痰动作要轻柔准确，不宜过深，抽吸时间以10～15 s为宜。吸完后冲洗导管，保持清洁，备用。

（三）密切关注病情

随时观察患者的体位，避免吸氧导管衔接错位，影响吸氧效果。同时注意患者的呼吸、面色，对呼吸频率增高、阻力增大、有哮鸣音的患者应立即检查内套管及呼吸道内有无阻塞或压迫情况，若有则及时给予相应的处理。

（四）一般护理

在减压时应注意观察气管切开处是否有出血、内套管阻塞，皮下是否有气肿或血肿现象，并及时给予处理。同时要加强防寒保暖措施，使舱内温度保持在18～24℃。

（五）各种导管处理

气管切开的患者多戴有鼻饲管、尿管、胸腹气囊等，进舱前应协助家属将各种导管开放，排空膀胱，使导管不移位、不弯曲、不折叠，保持通畅，避免由于气体鼓胀使得患者体内外压差增大而造成组织压伤。

（六）输液处理

在高压特殊环境下，输液速度、液平面可随加压、减压时的压力变化而变化。加压时液面上升，不易观察滴数；减压时滴速增快，易造成气栓、排气管漏液。常在加压时尽量调慢滴速，随压力增大不断调整；在减压时用夹子夹住排气管，随压力变化调整滴数。此方法简便，不易污染。

第五节　颈椎损伤高压氧治疗及护理

颈椎损伤是外科常见病，多由车祸、高处坠落伤、跌落伤等引起，常合并颈椎骨折和颈髓损伤，属于严重致残创伤之一，会导致患者产生不同程度的残疾，严重者会有生命危险。因损伤的部位不同，在临床上表现为高位全瘫、不全瘫及四肢瘫等，患者以中青年男性为主。高压氧舱越来越多地被应用到颈椎损伤的康复中，并取得了不错的疗效。

一、治疗

在对照组基础上实施每日一次高压氧治疗。选用烟台冰轮多人舱，压力从 1.5 ATA 开始逐日提高至 2 ATA，加压时间 20 min，吸氧时间 1 h，其间休息 2 次，每次 5 min，减压时间 20 min。10 d 为 1 个疗程，颈椎损伤患者一般建议连续 3 个疗程，休息 1 周后根据情况判断是否继续高压氧治疗。

二、护理

（一）搬运护理

如条件许可，可直接将病床推入高压氧舱内，避免搬动患者。搬运前首先观察患者的一般情况，特别是呼吸、脉氧、神志等，有痰液可先行吸痰，保持呼吸道通畅。用颈托固定头颈部，防止二次损伤。移动患者时搬运人员动作协调一致，防止颈部转动。搬运时注意固定引流管，防止脱出，集尿袋内尿液可在搬运前放清，避免尿液倒流入尿道，引起泌尿系感染。

（二）心理护理

因突然的变故和肢体运动功能的缺失、大小便失禁、长期卧床和劳动能力的失去，患者承受了巨大的心理压力，产生心理应激，常在住院期间出现失眠、神情淡漠、食欲差、焦躁不安，甚至厌世等不良情绪，影响患者的心理内稳态。

护理人员可详细介绍高压氧的基本治疗原理及注意事项，以及对疾病康复的帮助，解除患者的疑虑，介绍成功治疗病例，帮助其树立起战胜疾病的信心。另外，可请家属先来高压氧实地观察，和康复的患者进行交流，取得家属的支持。

（三）入舱前护理

（1）准备好舱内抢救盘，包括吸痰管、生理盐水、简易呼吸器、注射器及常用抢救药品等。检查舱内吸引器功能是否正常。患者进舱前常规做胸部 X 线片检查、心电图检查。

（2）指导患者及陪护家属捏鼻鼓气，对于截瘫及四肢功能障碍的患者，护理人员可帮助其捏鼻鼓气。另可准备水果、开水等在加压时咀嚼吞咽，帮助打开咽鼓管。

（3）对身体孱弱而无力鼓气的患者可联系五官科护理人员行鼓膜穿刺。

（4）有痰无力咳出者可在入舱前先行吸痰，保持呼吸道通畅。

（5）指导患者循序渐进地进行肺活量训练，增强吸氧效果。

（四）舱内护理

（1）对于危重患者，护士应入舱内陪护，开始加压时指导患者捏鼻鼓气，并经常询问患者有无不适，如有耳朵疼痛应暂停加压或适当减压，等咽鼓管通畅后继续加压。

（2）密切观察患者的一般情况，特别是呼吸情况，呼吸功能异常是颈椎损伤常见并发症之一，主要为支配呼吸的神经损伤引起，保持呼吸道通畅才能使患者有效吸氧。

（3）吸氧开始时帮助患者戴好面罩，并观察吸氧情况。

（4）吸氧时可播放轻松优美的音乐，使患者在舱内轻松愉快。

（5）减压时患者需平静呼吸，不要屏气，如有剧烈咳嗽应暂停减压，防止肺气压伤发生。

（6）加压时关闭引流管，减压开始时打开引流管，如导尿管和鼻饲管等，并注意观察引流物量和色泽及是否有沉淀等，及时记录。

（7）舱内加压时温度升高，减压时温度降低，可开启舱内空调调节舱内温度，保证在25℃左右，并注意保暖，防止呼吸道感染。

（五）健康教育

嘱患者不断加强功能锻炼，保持健康生活方式，保持心情愉快。

第四章　儿科中的高压氧治疗及护理

第一节　儿科疾病的高压氧治疗准备及护理注意事项

儿科的许多疾病都直接或间接地与组织缺血、缺氧有关,高压氧疗法在治疗儿科疾病方面的使用日益广泛。近年来,我国在这方面取得了长足的进展,高压氧治疗法显现了良好的发展前景。

一、设备准备

新生儿及婴幼儿高压氧治疗目前可采用的舱型很多,各有不同的优缺点,现采用多人舱和婴儿舱。

（一）多人舱

用多人舱治疗,优点是护理比较方便,必要时还可进行其他治疗,缺点是较易发生舱内交叉感染。

面罩供氧:不能使用活瓣式面罩,必须使用开放式面罩供氧。如果同时有多个婴幼儿接受治疗,易使舱内氧浓度升高。

隔离式供氧:通过对设备的简单改造,即可在多人舱内既保证对婴幼儿开放供氧,又不增加舱内氧浓度。

氧帐或头帐供氧:可以保证吸入的氧浓度,但对帐内的 CO_2 浓度要小心控制。

（二）婴儿舱

婴儿舱主体由有机玻璃制成,便于观察、监护。其舱体轻巧,结构简单,操作易学,便于治疗,还有"浸泡"的优点,保证了吸高压氧的有效性。但是婴儿氧舱也有一些缺点。首先,舱体狭小、不能陪治、护理困难,为了保证治疗的顺利进行,有时不得不给患儿使用镇静剂。其次,该类舱均无空调装置,在夏季和冬季给治疗带来不便。

二、高压氧治疗适应证及疗程

新生儿：窒息（复苏后）、肺透明膜病、颅内出血、破伤风、溶血性黄疸等。婴幼儿：脑性瘫痪、颅脑外伤、病毒脑炎、脑水肿、药物，以及其他中毒、一氧化碳中毒等。为尽量避免高压氧对眼睛的毒性作用，婴幼儿每次高压氧治疗吸氧时间宜为 20 ～ 30 min，每天治疗 1 ～ 2 次，5 ～ 10 次为 1 个疗程。总疗程控制在 40 次以内为宜，但必要时（如治疗脑性瘫痪）总疗程亦可适当延长，此时最好也适当延长每个疗程之间的间歇期，同时加强对氧毒性作用的监控。

三、治疗前准备

（一）外周环境

外周环境要保持安静、清洁。对舱体内外表面进行清洁，舱内用灭菌王消毒（禁用酒精等有机溶剂），再用清水擦干净，全面检查舱体、辅助设备，检查有机玻璃有无裂纹，氧管是否通畅，压力表的性能，禁止带着故障开舱治疗。通过空调机将室内温度维持在冬天 25 ～ 26℃，夏天 27 ～ 28℃。

（二）进舱前患儿检查

患儿无咳、鼻塞、腹泻，新生儿脐部干洁，无渗血、流水。全部被服、衣着必须为全棉布料，禁用化纤、羊毛、丝绸等可产生静电的布料。不带任何玩具和金属饰物进舱，患儿吃完母乳后 30 min 才可进舱，侧卧，以防溢奶窒息。

四、健康指导及注意事项

进舱前向家属及患儿详细介绍高压氧舱的特点，解除家长及患儿的恐惧心理。因患儿较成人更易对陌生环境产生惧怕感，哭闹不止，影响有效吸氧量，在治疗前先带患儿自由进出舱数次，让家长与患儿一起尽快适应新的治疗环境。认真介绍进舱时的注意事项，使家长了解舱内每一个治疗阶段应如何配合护士做好患儿护理。在舱内要处理好患儿二便，着全棉衣裤，禁带不符合进舱规定的任何玩具及化纤用物。

进舱前教会家长耳咽管开张法，若患儿不配合，为防止耳膜压伤可带入食品，如水果和水，在加压时给患儿食用或饮用，这样不停地做吞咽动作可保持咽鼓管内外压平衡。患儿在舱内加压时啼哭不是件坏事，也有助于内耳内外压的平衡，但患儿鼻塞时切忌进舱。

小儿头面部及五官较成人小得多，所以要用小的吸氧面罩。戴面罩时一定要扣紧，因为小儿本身呼吸动度和力量较成年人小得多，所以只有这样才能拉动二级减压阀，以更多地吸入纯氧。

许多患儿在吸氧时常啼哭，自己摘掉面罩，这时应及时帮助其将面罩戴好。虽然患儿在啼哭时较静睡状态呼吸动度大，二级减压阀充分拉开，氧的吸入量就大，但无休止的哭闹会消耗体力，应避免。吸入氧气 20 min 后要让患儿休息 5 min，在吸氧过程中要密切观察患儿有无氧中毒、肺气压伤及内耳气压伤等表现。由于患儿年龄小或因病失去语言表达能力，护理人员要严密观察病情变化，熟知各种并发症的临床表现，遇特殊病情变化时及时与舱外联系，减压出舱。减压时用送话器通知舱内，使护理人员做好患儿舱内保暖，以确保高压氧的连续治疗。

第二节　新生儿窒息的高压氧治疗及护理

新生儿窒息是指婴儿娩出后 1 min 仅有心跳而无呼吸或未建立有效的呼吸运动，它是新生儿缺氧缺血性脑病（hypoxic ischemic encephalopathy，HIE）常见的原因，也是新生儿的主要死亡原因之一。据有关报道，其发生率占活产新生儿死亡数的 5 % ～ 10 %，有的高达 20 %，病死率占活产新生儿死亡数的 30 % 左右。为减少新生儿窒息复苏后的死亡率及后遗症的发生率，除治疗抢救及时外，行高压氧治疗至关重要。

一、高压氧临床治疗及护理

（一）临床治疗

选用 YCL 0.5 ～ 1.2 型婴儿氧舱治疗，全舱给氧，升压时间为 20 min，工作压力为 0.04 MPa，稳压吸氧 15 min，稳压换气 15 min，减压 20 min，共 70 min，舱内氧浓度可在 80 % ～ 95 %，每日 1 次，10 次为 1 个疗程。治疗 5 d，休息 2 d，再治疗 5 d。两个疗程间隔 5 ～ 7 d，重度 HIE 治疗 2 ～ 3 个疗程。

（二）护理

（1）做好家属的心理护理，消除其恐惧心理，向其交代治疗中的注意事项及可能出现的情况，争取家属配合。

（2）患儿须穿全棉衣服（包括帽子、袜子），以防非棉制品产生静电引起火灾。

（3）入舱前测量体温，上呼吸道感染等发热者（肛温超过 38℃）不能接受高压氧治疗。

（4）患儿在入舱前需要换尿布，修剪指（趾）甲。

（5）入舱前 2 h 喂奶，奶量为平时奶量的 1/2，切忌过饱。入舱前 1 h 禁食禁饮，在舱内宜采用右侧卧位，防呕吐窒息。

（6）镇静，哭吵厉害的患儿可遵医嘱口服 10 % 的水合氯醛 0.3 mL/kg，防止哭吵引起肺气压伤。

二、高压氧治疗不良反应及护理对策

（一）减压病

减压病为操作中减压过快所致。因氧舱内压力降低过快，血中溶解气体迅速变为游离气体，形成大量气栓，栓塞心、肺及其他脏器，形成这些脏器的栓塞症状，出现心力衰竭、肺水肿等，严重时可危及生命。当 HIE 患儿伴有心力衰竭、肺水肿、休克、急性呼吸窘迫综合征、肺炎时，减压过快可诱发并加重上述症状。

（1）患儿出舱前严防减压过快，待稳压换气完毕后，打开排气阀，以小于 0.005 MPa/min 的降压速度缓慢排气，调节排气流量表，使舱内压力于 20 ～ 30 min 均匀下降至零。

（2）治疗中密切观察、详细记录患儿病情，若出现烦躁、呕吐及呼吸不规则等情况，减压时间不宜少于 30 min。

（3）减压病发生在减压结束 6 h 内，故应在患儿出舱后 6 h 内密切监测生命体征变化，若出现栓塞症状应立即处理。

（二）气压性中耳炎

气压性中耳炎多发生在高压氧治疗的加压阶段，为患儿咽鼓管开放不良所致。当加压时，外界气压不断升高，舱内患儿若未及时正确做咽鼓管开启动作，鼓室内便出现相对负压，软组织将更贴近软骨壁，使管腔闭锁，严重时鼓膜向内凹陷致破裂。新生儿由于不能做捏鼻闭嘴鼓气动作开启咽鼓管，更易发生气压性中耳炎。

（1）严格按操作程序匀速加压。首先关闭高压氧舱控制板上的供气阀及氧气减压阀，然后缓慢开启供氧管路隔离阀，再逐渐调整减压器的输出压力，输入氧流量为 6 ～ 8 L/min，2 ～ 3 min 后关上排气阀。减慢氧气输入速度，氧流量为 7 L/min 时升压速度为 0.005 MPa/min，15 ～ 20 min 均匀升至所需压力。

（2）针对新生儿特点调整氧压。新生儿所需峰压为 0.04 ～ 0.06 MPa（1.5 ～ 1.6 ATA），输出压力不得大于 0.15 MPa。

（3）治疗中密切观察病情，若患儿出现烦躁、哭闹、摇头等表现，可能为耳部不适，应暂缓加压。

（三）氧中毒

长期吸入高浓度的高压氧对机体有害，易发生氧中毒，氧毒性的易感部位为患儿的肺、脑及眼等器官，若出现氧中毒在这些部位可出现相应的临床症状，应密切观察。

（1）严格掌握高压氧治疗的禁忌证，对胎龄小于 34 周的早产儿尽量不进行高压氧治疗，因早产儿支气管、肺发育不良，易发生肺型氧中毒。

（2）注意有无脑型氧中毒的表现，如治疗后 6 h 内出现面肌颤动、惊厥等表现，应考虑脑型氧中毒的可能，要注意给予维生素 E 进行治疗，并停止高压氧治疗 1 ～ 2 次。

（3）预防眼型氧中毒。患儿长期高浓度用氧或血氧分压的剧烈波动可引起新生儿视网膜病，严重者可失明。除严格掌握高压氧治疗的适应证外，必须控制疗程，重度 HIE 治疗 2 ～ 3 个疗程，治疗中严密监测眼底变化，以便及早发现新生儿视网膜病。

（四）高压氧治疗作为新生儿窒息复苏后早期治疗措施

高压氧治疗作为新生儿早期治疗措施，其安全性与如何制定、严格掌握适应证和疗程，以及合理的护理操作密切相关。在操作过程中谨慎升压和减压，操作人员熟悉常见不良反应的先兆及处理，密切观察患儿在治疗中的反应，高压氧治疗的不良反应是可以避免的。

第三节　小儿脑性瘫痪的高压氧治疗及护理

小儿脑瘫是指出生前到出生后 1 个月内各种原因引起的非进行性脑损伤，主要表现为永存性的智力障碍和运动障碍，所以称脑性瘫痪。因其致残率高，治疗较困难，故给家庭和社会带来沉重的负担。近年来，除使用药物疗法、综合康复医疗、中医疗法等康复治疗外，多辅以高压氧治疗。

一、治疗方法

所有患儿除常规治疗外，均使用武汉船舶设计研究院生产的型号为 YLC 0.5/1.2 的婴儿高压氧舱给予患儿高压氧治疗，1 次 / 天，治疗压力为 0.04 ～ 0.1 MPa，升压时间 15min，稳压 30 min，减压 15 min，总时间 60 min，10 d 为 1 个小疗程，3 个小疗程为 1 个大疗程，每小疗程中间休息 15 d 左右。

二、护理

（一）心理护理

脑瘫患儿的智力发育、心理、性格和人格的形成与脑瘫的障碍程度有关，更与其父母的心理状态、治疗环境、指导教育效果有密切关系。因此，做好脑瘫患儿家长的思想工作尤为重要，让患儿家长知道高压氧治疗在脑瘫康复中的重要性。当患儿治疗 1 个疗程症状有所改善时，医护人员要鼓励家长增强对治疗的信心。患儿首次治疗时，家长对高压氧普遍存在恐惧心理，害怕孩子在舱内哭闹吐奶，较大患儿翻滚发生碰撞，有些家长甚至担心氧舱密闭影响孩子呼吸。针对这些问题，若医护人员和家长耐心交流，告诉他们一些氧舱的相关知识和将采取的措施，大部分家长都能打消顾虑，积极配合治疗。

（二）患儿的评估

高压氧治疗前先详细了解患儿病情、病史，有无禁忌证，是否患有感染性疾病如上呼吸道感染、腹泻等，严重者待病情稳定后再行治疗，若病情较轻可继续治疗，但要做好隔离和消毒工作，防止交叉感染。

（三）进舱前后的护理

（1）嘱患儿家长在进舱前1 h给孩子喂奶或进食1次（量为平时的一半即可）。不可喂食过饱或间隔时间过短，以防治疗过程中患儿哭闹导致呕吐、窒息。

（2）进舱前给患儿更换专用纯棉衣物，并用纯棉单子包裹患儿手脚，尤其是较年长患儿且带有留置套管输液针者要固定好手脚，以防损坏针头，头部使用头套固定针头者应将头套取下。患儿在舱内均应使用纯棉尿布，不得将尿不湿、纸巾等带入舱内。

（3）将包裹好的患儿平放在氧舱托盘上，然后去枕，头偏向一侧，依据温度加盖棉被或被单，并与托盘固定。

（4）将接地线与粘贴在患儿下肢的电极片相连接，然后缓慢将患儿推入舱内，固定托盘，关闭舱门，同时缓慢开启进氧控制阀和氧气流量计针阀对氧舱加压。加压换气即"氧气洗舱"，就是指在加压过程中可同时开启排气控制阀和排气流量计针阀，控制进氧量大于排氧量，将舱内空气挤压出舱外，达到洗舱的目的，待舱内氧浓度上升到所需浓度，一般在75 %～85 %，停止洗舱，调整进气和排气流量，使其处于均衡状态，达到稳压的效果。

（5）加压过程中密切观察患儿情况并做好记录。

（6）稳压30 min后开始减压，控制排氧量大于进氧量，缓慢减压，待压力表指针归于"0"位时方可打开舱门，抱出患儿。

（7）治疗过程中密切观察患儿情况，尤其是在加减压过程中，若患儿有剧烈哭闹、晃头等不适反应，应减慢加减压速率，同时通过对讲机唱歌或说话，转移患儿的注意力。

（8）整个治疗过程做好详细记录。

（9）患儿出舱后应立即擦干头部汗液，更换尿布及衣物，并给患儿哺喂母乳或饮适量开水，观察患儿一般情况，情况良好方可离开。

三、健康指导

导致小儿脑瘫的主要原因为窒息、早产、黄疸。结果提示对已发生脑瘫的患儿应争取在3岁以前治疗，对分娩前后有感染、低出生体重、窒息、脑出血、新生儿黄疸等高危病史的患儿，应早期进行高压氧干预治疗，这样会减轻脑瘫的程度。高压氧能改善损伤引起的脑组织缺血缺氧状态，并对损伤的脑组织有修复的作用。婴儿高压氧舱操作简便，使用安全，治疗效果好，能改善脑瘫患儿的状况，提高其生活质量，减少后遗症。在进行高压氧治疗时应注意和重视综合康复治疗，包括药物、按摩、针灸、婴儿抚触及运动功能训练等疗法。

第四节　儿童自闭症的高压氧治疗及护理

自闭症也称孤独症，为广泛性的发育障碍，在婴幼儿期发病，患儿出现不同程度的社交功能障碍、刻板行为、沟通能力的损伤及兴趣狭窄等，大部分患儿存在精神发育迟滞，而且较为明显。因为孤独症基本为小儿患者，因此不可给予大剂量的药物治疗，效果也一般，为提高治疗有效率，要配合相应的护理措施。

一、临床观察护理

对患儿的具体情况进行严密观察，看其有无社交微笑，如果患儿对环境的反应较为淡漠，不容易被玩具、声音和动作吸引，对别人讲话没有兴趣，叫名字也没有反应，那么应尽早识别诊断，并采取相应治疗措施，可得到较好的预后效果。要加强疾病知识的教育宣传,提高家长对育儿常识的了解,一旦发现小儿有自闭症的症状就要及时入院治疗。对小儿自闭症要给予早期筛查,18月龄内的婴幼儿一旦出现异常表现,就要给予检查,看其是否患有自闭症。

二、语言护理

自闭症患者有运用能力和语言理解的障碍,患者不能理解他人话语,也不能执行简单指令。根据语言功能的缺陷,要采取专人护理,给予患者对视和追视的练习。该类患者注意力集中的时间很短,不能主动对视,也不注意训练人的眼神,护理人员可以拍手唱歌,诱导患儿做游戏,多与患儿眼神交流和说话。护理人员在与其交流的过程中,要挑选其能够理解的词语。在训练过程中可使用奖励制度,促使其语言得到发育。

三、高压氧的护理

可采用高压氧治疗,治疗中护理人员要全程陪伴。升压时,遵循先慢后快的原则,对患儿的身体情况密切观察,若有手抓耳或者哭闹的情况,则表明患儿有耳痛等不适,要适当减慢升压的速度,并对患儿喂水、喂奶等,促使咽鼓管口良好开张,缓解症状之后缓慢升压,避免中耳出现气压伤。在稳压中,为其选择进食的食物,安抚情绪,还可播放患儿喜欢的音乐和故事,缓解其紧张情绪。

小儿自闭症有神经免疫的异常及先天缺陷,且该类患儿还容易患有其他疾病,包括衣原体肺炎、孤独症性小肠结肠炎、牙龈炎等疾病。为提高治疗效果,应提供良好的治疗方法及各个方面的综合护理。实验组患儿给予临床观察护理、语言护理和高压氧的护理。护理人员要告知患儿和家长自闭症有哪些临床症状,一旦出现先兆,要早干预、早治疗。对存在语言障碍的患儿,要给予语言练习和对视练习,延长其集中注意力的时间,增加其对语言的理解程度,并在高压氧的治疗中采取安慰和治疗,给予合理的喂水喂食,缓解患儿的不适症状,提高其对治疗的依从性。

第五节　小儿病毒性脑炎的高压氧治疗及护理

病毒性脑炎为儿科常见中枢神经系统感染疾病，若延误治疗，病情会急速加重，致残率、致死率高。目前，此种疾病传统治疗方式为抗病毒、降颅压、降温、止痛、维持水和电解质平衡等治疗，轻症患儿疗效较好，重症患儿疗效不理想，且后遗症发生率较高。高压氧疗法是脑炎临床治疗的有效途径，其治疗效果经过多年临床实践验证。高压氧治疗是一种比较先进的治疗方法，是在比大气压更高的状态下，使患儿对纯氧气进行呼吸。高压氧条件可促进患儿脑血管收缩，使脑血流量减少，脑内毛细血管渗出得到抑制，脑组织肿胀的症状也得到缓解，避免了缺氧、脑水肿、颅内压升高等问题，对于脑功能的恢复和后遗症的预防都有着良好的效果。在治疗的同时采取有效的护理措施，也可进一步提高治疗效果。

一、高压氧的治疗

给予常规临床治疗，抗病毒、降颅压、降温、止痉、维持水与电解质平衡，同时供给脑神经营养。在基础治疗的基础上给予高压氧治疗，根据患儿年龄调整高压氧舱内压力。氧舱为空气加压舱，舱内压力为 $0.06 \sim 0.18\,\mathrm{MPa}$，大于 3 岁的患儿可以戴面罩吸氧，$30\,\mathrm{min} \times 2$，2 次吸氧间休息 $10\,\mathrm{min}$，小于 3 岁的患儿可以用面罩或头罩行一级吸纯氧 $40\,\mathrm{min}$，治疗完毕后缓慢减压结束治疗，送出舱外，观察患儿每次治疗效果并及时记录，分析并调整后续治疗压力、时长、休息时间等。每天 1 次，10 d 为 1 个疗程，治疗疗程根据病情变化而定，一般需 4 ～ 6 个疗程。辅助常规疾病护理，根据患者恢复情况引导患者阶段性接受康复训练。例如，后遗症可采用针灸、推拿、药物治疗及康复训练等方法治疗。对患者进行基础护理的同时增加与高压氧治疗相对应的护理服务。

二、护理措施

（一）心理护理

病毒性脑炎患儿需要长时间的治疗与护理，家长若看不到明显的病情好转，极易出现焦躁等负面情绪，不利于患儿后续治疗及护理工作的正常进行。尤其是面对高压氧治疗时，很多患儿家长持怀疑态度，往往不敢贸然接受此种治疗方式而选择常规保守治疗，影响疾病治疗。此时，医生及护理人员应及时同患儿家长沟通交流，在耐心讲解患儿病情及可选治疗方案的基础上，介绍高压氧治疗在国内外临床治疗中的应用现状，并介绍高压氧疗法使用现状，通过列举成功的、与患儿病情相近的治疗病案，让家长放下顾虑，积极配合医护人员实施高压氧治疗方案与后续的治疗工作。同时，患儿面对高压氧舱时会有畏惧心理，医护人员与家长简要讲解治疗方法，在患儿开始治疗时，微笑鼓励患儿，在舱内陪伴治疗，让患儿配合完成治疗。

（二）进舱前护理

专人陪同患儿及家长，做好进舱治疗宣教。准备纯棉衣物、尿布，严禁带电动玩具、手机、打火机、手表等易燃易爆物品进舱，对有留置针头、胃管、导尿管的患儿应予插管妥善固定，以防治疗过程中脱落，加压前关闭胃管和导尿管，减压时打开。在讲述后续治疗规划的基础上，护理人员使用麻黄碱滴鼻液为患儿滴鼻，同家长一起为患儿加衣，并准备干净吸湿的毛巾，为患儿选择合适的面罩，如为婴幼儿应使用吸氧头罩，教会家长给患儿戴面罩的方法，使面罩贴紧面部。对于病情严重的昏迷的患儿，应了解患儿的病情及生命体征，安排医护人员进舱观察病情变化。教会陪舱家长做耳咽鼓管的调压动作。

（三）治疗中的护理

加压过程中提醒家长用喂食物或喂水等方式帮助患儿开启咽鼓管，做好调压动作，保护患儿耳腔，防止气压伤。给患儿讲故事，比如哄逗患儿说正在飞船上，飞船飞得太快就会有一点闷涨的感觉，让患儿在遐想中逐渐放松，保持呼吸道通畅。要及时处理患儿的呕吐物，以防发生窒息，待症状消除后再给予吸氧。减压阶段时告知家长，摘下患儿面罩，协助患儿慢慢呼吸，防止剧烈呼吸损伤肺部；加强对脑水肿患儿减压阶段不良反应的监测，根据患儿控制减压速度，适当使用脱水剂；指导家长为患儿加衣以避免此阶段舱内温度降低引发感冒。

（四）出舱后的护理

及时询问家长及患儿舱内的治疗感受，了解患儿是否出现不适，密切观察患儿面色并给予常规生命体征监测、记录，若耳部有肿痛等问题，用准备好的麻黄碱滴鼻液滴鼻处理，安慰患儿及家长。

第六节　新生儿缺氧缺血性脑病的高压氧治疗及护理

一、概述

由于各种围生期因素引起的缺氧和脑血流减少或暂停而导致胎儿和新生儿的脑损伤，称为缺氧缺血性脑病。HIE 在围生期神经系统疾病中占有重要位置。我国每年活产婴 1 800 万～ 2 000 万，窒息的发病率为 13.6 %，其中伤残者为 15.6 %，每年约有 30 万残疾儿童产生，严重危害我国儿童的生活质量。

（一）病因

造成胎儿或新生儿血氧浓度降低的任何因素都可以造成 HIE，这与胎儿在宫内所处的环境及分娩过程密切相关。

1．母亲因素

（1）母亲全身疾病：糖尿病、心肾疾病、严重贫血、急性传染病。

（2）产科疾病：妊高征、前置胎盘、胎盘早剥和胎盘功能不全。

（3）母亲吸毒、吸烟、被动吸烟。

（4）母亲年龄＞ 35 岁或＜ 16 岁，多胎妊娠。

2．分娩因素

（1）脐带受压、打结、绕颈。

（2）手术产，如高位产钳、臀位抽出术、胎头吸引不顺利。

（3）产程中麻醉、镇痛剂和催产药使用不当。

3．胎儿因素

（1）小于胎龄儿、巨大儿。

（2）畸形，如后鼻孔闭锁、喉蹼、肺膨胀不全、先天性心血管病。

（3）羊水或胎粪吸入致使呼吸道阻塞。

（4）宫内感染所致的神经系统受损。

4．产后因素

感染性肺炎、捂热综合征、红细胞增多症等。

（二）发病机制

1．脑血流改变

当室息缺氧为不完全时，体内各器官血流重新分配以保证心、脑、肾上腺等组织血流量，如缺氧继续存在，这种代偿机制失效，脑血流灌注下降，出现第 2 次血流重新分布，即供应大脑半球的血流减少，以保证丘脑、脑干和小脑的血灌注量。此时，大脑皮质矢状旁区及其下的白质（大脑前、中、后动脉灌注的边缘区）最易受损，如室息缺氧为急性完全性，上述代偿机制均无效，脑损伤发生在代谢最旺盛部位（丘脑、脑干核），而大脑皮层不受影响。

2．能量代谢障碍

能量代谢障碍被认为是主要机制。脑所需的能量来源于葡萄糖氧化，缺氧时无氧糖酵解使糖消耗增加，乳酸增加，导致低血糖和代谢性酸中毒。ATP↓，细胞膜钠泵、钙泵功能不足，使钠、钙离子进入细胞内，造成细胞原性脑水肿，钙离子还可激活受其调节的酶，引起胞浆膜磷脂成分分解产生大量花生四烯酸，进一步产生血栓素，前列腺环素 ATP↓ 导致环腺苷酸下降，影响突触的递质传递，影响神经细胞的结构和功能，许多依赖环腺苷酸的血管活性物质功能下降，导致脑血管痉挛和脑组织受损。

3．神经毒性物质

脑缺氧时，兴奋性 AA、氧自由基增加，阻断线粒体的磷酸化氧化作用，破坏细胞结构及酶等。

4．神经细胞凋亡

神经细胞凋亡是细胞死亡的一种形式，是个体发育成熟和维持正常生理过程所必需的，若过度凋亡即为病理状态。最近研究证实，HIE 可诱发神经细胞凋亡，是多种病理机制交互作用的结果。神经细胞急性坏死的同时，凋亡即已发生，可早至缺氧缺血后 1 h，直至 2 周以后。

（三）临床表现

HIE 的神经症状自发生后逐渐进展，有的病例可由兴奋转入抑制，甚至昏迷，于 72 h 达最重程度，72 h 后逐渐好转、恢复。临床医生应对生后 3 d 内的神经症状做细致的动态观察，并给予分度。

病程及预后：兴奋症状在 24 h 内最明显，3 d 内逐渐消失，预后好症状大多在 1 周后消失，10 d 后仍不消失者可能有后遗症，病死率高，多在 1 周内死亡，存活者症状可持续数周，后遗症可能性较大。

（四）诊断

1. 临床依据

（1）有明确的可导致胎儿宫内缺氧的异常产科病史，以及严重的胎儿宫内窘迫表现，如胎动明显减少，胎心减弱（＜ 100 次 / 秒），胎粪Ⅲ度以上浑浊。

（2）患儿出生时有窒息，尤其是重度窒息，如 Apgar 评分 1 min ≤ 3 分，5 min ≤ 6 分，抢救 10 min 以上，需气管插管正压呼吸 2 min 以上。

（3）患儿生后 12 h 内意识障碍，如过度兴奋（肢体颤抖、睁眼时间长、凝视等）、嗜睡、昏睡，甚至昏迷；肢体肌张力改变（减弱、松软）、原始反射异常，如拥抱反射过分活跃、减弱或消失，吸吮反射过分活跃、减弱或消失。

（4）病情重者可惊厥或频发惊厥，囟门张力增高。

（5）重症病例可出现脑干症状，如呼吸节律不齐、减弱、暂停等中枢性呼吸衰竭，瞳孔缩小或扩大，对光反应迟钝，甚至消失，部分患儿眼球震颤。

（6）HIE 应注意与产伤性颅内出血及宫内感染性脑炎、先天性畸形等区别。

2. 辅助检查

（1）化验检查。

血气分析：了解缺氧及酸中毒情况；血糖、血电解质、心肌酶谱、肝肾功能可判断代谢紊乱及多脏器损害；磷酸肌酸激酶脑同工酶（CK-BB）、神经元特异性烯醇化酶（NSE）等可判断脑损伤的严重程度。

（2）影像学检查。

检查的目的是进一步明确 HIE 病变部位及范围，确定是否合并颅内出血和出血类型，动态系列检查对评估预后有一定意义。通常生后 3 d 内以脑水肿为主，也可检查有无颅内出血；如要检查脑实质缺氧缺血性损害及脑室内出血，则以生后 4 ~ 10 d 检查为宜，3 ~ 4 周检查仍有病变存在，与预后关系密切。

① CT 所见：双侧大脑半球呈弥漫性低密度影，脑室变窄，甚至消失，提示脑水肿。双侧基底神经节和丘脑呈对称性密度增高，提示存在基底神经节和丘脑损伤，需与脑水肿并存。在脑大动脉分布区见脑组织密度降低，提示存在大动脉及其分支的梗死。在脑室周围，尤其是侧脑室前角外上方呈对称性低密度区，提示脑室周围白质软化，常伴有脑室内出血，早产儿多见。根据 CT 检查，脑白质低密度分布范围可分为轻、中、重三度，CT 分度并不与临床分度完全一致。轻度，散在局灶低密度影分布 2 个脑叶内。中度，低密度影超过 2 个脑叶，白质、灰质对比模糊。重度，弥漫性低密度影，灰质、白质界限消失，但基底节、小脑尚有正常密度。中、重度常伴有蛛网膜下腔出血、脑室内出血或脑实质出血。

② B 超检查所见：脑实质内广泛均匀分布的轻度回声增强，伴脑室、脑沟及半球裂隙的变窄或消失和脑动脉搏动减弱，提示存在脑水肿。基底神经节和丘脑呈双侧对称性强回声反射，提示存在基底 N 节和丘脑损伤。在脑动脉分布区见局限性强回声反射，提示存在大脑大动脉及其分支的梗死。在冠状切面中，见侧脑室前角外上方呈倒三角形双侧对称性强回声区，矢状切面中沿侧脑室外上方呈不规则分布强回声区，提示存在脑室周围白质软化。

（3）脑功能状态检查。

①脑电图（EEG）检查：反映疾病时脑功能障碍改变，在 HIE 的早期诊断及预后判断中起一定作用。HIE 的 EEG 表现以背景活动异常为主，以低

电压、等电位和爆发抑制为多见。生后1周内检查脑电图异常程度与临床分度基本一致，2～3周EEG仍无显著好转，对判断预后有一定意义。若能做24h动态EEG，更能提高临床应用价值。

②脑血流动力学检查：应用彩色多普勒超声可有效测定大脑前动脉、中动脉、后动脉的血流速度、血管阻力，评价脑血流动力学变化。

③脑代谢检查：磁共振频谱是一种无创性检测脑内化学成分（ATP、磷酸肌酸、乳酸素）的方法。近年来，一项无创性诊断方法——近红外光谱测定技术备受关注，其利用氧合血红蛋白、脱氧血红蛋白及其他物质在特定光区对近红外光吸收不同的原理，实时监测脑内氧合及细胞代谢状况。

二、基础治疗及护理

护理人员予以患儿常规治疗及护理，实施降低颅内压处理、纠正酸中毒、抗氧化剂治疗、营养脑细胞药物治疗等；对于惊厥患儿，可采用苯巴比妥或安定治疗；对于合并脑水肿患儿，可采用甘露醇治疗，且需维持患儿血糖、血压等。将患儿放置在舒适、整洁的环境中，且严格按照无菌操作标准进行护理，避免感染源侵入。在治疗和护理中，医护人员须先做好消毒，避免交叉感染。密切监测患儿生命体征，若患儿体温偏低、体液pH偏低，则需及时给予保暖。在进行静脉滴注治疗时，需控制静脉滴注速度，并加强观察，及血氧饱和度的测定，有效控制患儿病情。

三、高压氧治疗及护理

常规对症治疗可有效改善患儿症状，但较缓慢，且疗效有限。高压氧治疗方式逐渐受到人们的重视。

在常规治疗的基础上采用高压氧治疗及护理。治疗加压时间控制在15～20min，0.05～0.07MPa；压力吸氧30～40min，减压时间为20～30min，1次/天，依据患儿病情延长治疗时间。经5d治疗，患儿惊厥、抽搐等症状完全消失，且肌张力正常，无意识障碍，原始反射恢复为显效；经5～10d治疗，患儿惊厥、抽搐等症状基本消失，且肌张力、原始反射部分恢复为有效；经 10 d 治疗，患儿症状、肌张力及原始反射等无明显改善为无效。治疗总有效率 =（显效例数 + 有效例数）/ 总例数 ×100 %。颅脑 CT 检查是否出现脑软化灶、脑室扩大等。后遗症包括癫痫、脑瘫等。

（一）舱前护理

在入舱时密切观察患儿生命体征，确保机体内环境稳定，能够维持足够的通气和换气功能，观察是否出现惊厥、脑水肿征象等。为促使患儿家长配合治疗，并安抚家长的情绪，需向其介绍高压氧治疗方法及效果，必要时可直接邀请家长观看治疗过程。

（二）舱内护理

在入舱前须严格检查患儿服装，确保为全棉衣被，控制温度在 20 ～ 24℃，并做好患儿鼻腔清洁。入舱后缓慢加压，并由专人进行操作，观察患儿呼吸、皮肤颜色变化等，做好舱的温度和压力记录。缓慢减压，避免减压过快引发减压病。

（三）出舱护理

治疗完成后，密切观察患儿生命体征，观察体温、呼吸等是否存在异常，必要时进行血气监测，如有异常及时报告医生进行处理。

第五章 五官科中的高压氧治疗及护理

第一节 视网膜动脉阻塞的高压氧治疗及护理

一、概述

视网膜血管阻塞可发生在动脉或静脉中。视网膜动脉阻塞大多由血栓或栓子引起。视网膜静脉阻塞主要由血栓引起。一过性的单眼视力丧失（黑蒙）可能是由来自颈总动脉或心脏的栓子暂时性地阻塞动脉血管，之后崩解进入血流引起的，缺血是暂时性的，视功能能够恢复。

（一）患病率和临床表现

视网膜血管阻塞，无论是静脉阻塞还是动脉阻塞，通常都是全身性动脉硬化的标志。其他病因可能是来自心脏的栓子（只累及动脉）、静脉炎、血液高凝状态（累及动脉或静脉）、眼眶或眼眶后压力升高（只累及静脉）。动脉阻塞可产生不可逆的损害；静脉阻塞的损害通常可逆，但可由于发生眼部新生血管而产生远期并发症。

（二）诊断

小动脉阻塞可产生火焰状出血或棉絮斑（表现为视网膜表面遮盖视网膜血管的小片白色区域），损害一般较小，患者通常不会有视力下降。大动脉阻塞可引起视网膜灰白，如果梗死累及黄斑区，中心凹可呈樱桃红色，患者突然发生无痛性中心视力或旁中心视力丧失。如果整个视网膜动脉干发生阻塞（视网膜中央动脉阻塞），可能是由原处的血栓或栓子引起的。但如果是大的分支动脉阻塞（视网膜动脉分支阻塞），可能是栓子引起的。如果视网膜小动脉内可见黄白色栓子（Hollenhorst斑），则可确定阻塞是由栓子引起的，有一过性单眼视力丧失的患者也可见到一个或多个这样的黄白色栓子。

视网膜中央静脉阻塞可引起急性无痛性单眼视力丧失，但不如动脉阻塞发生得快，视力可在数小时内下降，眼底检查可见视网膜前大量放射状出血，静脉屈曲、扩展，有动静脉交叉压迫症。如果静脉淤滞非常严重，供应视网膜的动脉血流将变缓慢以致发生梗死（缺血性视网膜中央静脉阻塞），出现棉絮斑。几周后，出血逐渐吸收，非缺血性视网膜中央静脉阻塞的患者视力可有明显恢复。有些患者静脉阻塞仅限于分支静脉（视网膜静脉分支阻塞），表现为视网膜某一象限的出血及动静脉的改变，其预后要好于缺血性视网膜中央静脉阻塞。

二、治疗方法

高压氧治疗进舱前，患者舌下含服硝酸甘油片，以对抗血管收缩。此外，高压氧综合治疗组与药物治疗组均同时进行常规药物治疗，并辅以常规护理。

（一）高压氧治疗方法

高压氧综合治疗组患者确诊后，即行高压氧治疗，采用单人纯氧舱，治疗压力 0.2 ～ 0.22 MPa（2.0 ～ 2.2 ATA）。加压至 0.02 MPa 时，通风换气 5 min，继续升压 20 min，压力为 0.2 ～ 0.22 MPa 时，稳压吸氧 60 min，减压 20 min，每日 1 次，10 次为 1 个疗程，平均 1 ～ 2 个疗程。

（二）药物治疗

所有患者于急性期均给予降低眼压的措施，如眼球按摩，前房穿刺，球后注射妥拉唑林＋维生素 B_{12}＋地塞米松，口服乙酰唑胺；吸入 95 ％氧气及 5 ％二氧化碳混合气体，每小时 10 分钟；应用亚硝酸异戊酯或硝酸甘油含片，以及口服阿司匹林等，然后以葛根素注射液、血栓通注射液扩张血管，改善微循环。

三、护理

除高压氧综合治疗组辅以高压氧治疗中的护理外，其余与药物治疗组相同。

（一）急诊护理

据实验研究，视网膜完全缺血 90 min 后即可出现不可逆损害，因此一旦确诊应立即给以亚硝酸异戊酯或硝酸甘油含片，遵医嘱眼球按摩、球后注射妥拉苏林＋维生素 B_{12}＋地塞米松或山莨菪碱（654-2），及早进行高压氧治疗，尽快恢复视网膜的血液循环。

（二）基础护理

视网膜动脉阻塞常见于心血管疾病、动脉硬化、高血压、糖尿病的患者。遵医嘱指导患者积极治疗原发疾病，控制好血压、血糖，禁烟、保暖，预防感冒，避免劳累，合理饮食，适量锻炼。治疗期间协助医生做好患者全身检查，积极配合药物行病因治疗。

（三）心理护理

眼底动脉阻塞造成突然的视力障碍，给患者带来生活上的不便，患者紧张恐惧，有些患者表现为消极悲观。遇到这种情况，护理人员应多和患者沟通，给其讲解治疗成功的病例、身残志坚的故事，使患者树立战胜疾病的信心，鼓励患者保持积极乐观的心态，配合治疗。

（四）高压氧治疗中的护理

了解患者对氧舱治疗知识的理解程度，有针对性地为患者讲解高压氧治疗的基本原理、进舱须知，如穿纯棉衣服，禁止携带手机、电池、打火机及其他带电、带火物品进舱，教会患者吞咽或捏鼻鼓气动作，以减少氧舱升降压过程中的不适，鼓励患者坚持足够疗程的治疗，提高患者的治疗依从性。

第二节　糖尿病视网膜病变的高压氧治疗及护理

一、概述

糖尿病视网膜病变是糖尿病最常见、最主要的微血管并发症之一，发病率高，其高致盲率严重威胁着人类的健康和生存质量。长期的高血糖状态导致视网膜缺血缺氧是糖尿病视网膜病变的主要病因，其发生的关键在于视网膜组织缺氧。高血糖情况下，血红蛋白糖基化，组织缺氧，红细胞变形能力下降，血小板黏附，聚集及释放功能增强，凝血功能障碍，引起微循环障碍、血栓形成及组织缺氧，诱发一系列血管生长因子增生，使微血管瘤、新生血管形成，视网膜结构和功能发生改变，最终致使糖尿病视网膜病变的发生。高压氧能增加血氧含量，提高氧分压。在 0.2 MPa 氧压下，动脉血氧分压达到 186.7 kPa，是常压下吸氧的 14 倍，使氧的弥散半径增加，有效弥散范围扩大，毛细血管的氧分压也随之提高，增加了视网膜上皮及脉络膜的氧气供应，纠正了眼底缺氧状态，改善有氧代谢，恢复血管壁功能，减少了渗出。

高压氧能使红细胞的变形能力增加，提升红细胞通过毛细血管的能力及与氧气结合的能力，同时降低血液黏稠度，减轻血小板凝聚，从而改善微循环。高压氧能增强吞噬细胞的功能，增加纤维蛋白溶解酶的活性，加速微循环的溶解吸收，进一步改善眼部的微循环。高压氧治疗能够增加细胞对胰岛素的敏感性，减轻胰岛素抵抗，增加组织对糖的摄取，从而对糖尿病患者起到降糖作用，有效恢复患者视力，提高患者的生活质量。

二、高压氧治疗

患者在应用糖尿病常规治疗的基础上采用高压氧治疗，采用多人空气加压舱、面罩吸氧的方法。治疗压力不宜过高，一般为 1.8 ～ 2 ATA。患者入舱后开始加压，加压时间为 20 min，稳压后吸氧 30 min，休息 10 min，再接着吸氧 30 min。随后开始匀速减压，在 20 min 内压力减到常压后患者出舱。1 次 / 天，10 次为 1 个疗程，连续治疗 2 ～ 3 个疗程。

三、护理

（一）心理护理

糖尿病视网膜病变的患者一般心理负担较重，处于抑郁状态。应向患者讲解糖尿病的基本知识及高压氧治疗的特点和效果，安慰患者，告诉患者视网膜病变是糖尿病的一种常见并发症，只要及时进行综合性的正规治疗，绝大多数患者是可以治愈或好转的。医护人员通过热情、耐心、亲切的讲解，使患者减少对疾病的恐惧。向患者讲解高压氧治疗的注意事项，同时告诉患者高压氧是治疗糖尿病视网膜病变的一种非常安全有效的治疗手段。可带患者进舱，熟悉氧舱环境，指导患者正确佩戴面罩。对于自理能力弱的患者，允许家属陪舱，同时安排新老患者同舱治疗，老患者向新患者分享治疗经验，使新患者放松心情，营造一个安全、轻松、温馨的舱内护理环境，使患者树立积极治疗的信心。

（二）舱前护理

入舱前检查患者的血压，详细了解患者的饮食、血压、用药及血糖情况。因为高压氧有降血糖作用，因此对每一个进入高压氧舱的糖尿病患者要询问当日的血糖水平，最好检测进舱前的血糖水平，防止发生低血糖反应。最好在餐后进行高压氧治疗，以便在血糖高峰时吸氧，增加组织对血糖的利用，以达到降低血糖的目的。做好健康教育，高压氧患者需在舱内停留 2 h，其间应让患者了解低血糖的特殊症状，强调饮食与服药的密切关系。嘱咐患者入舱前准备好糖果、饼干，一旦在舱内出现饥饿、头晕、出汗、心悸、震颤、烦躁等症状，应及时进食糖类食物。另外，进高压氧舱前不宜吃产气和刺激性食物，如葱、蒜、大豆等，因为减压时胃肠道内气体膨胀，蠕动加快，易出现腹痛、腹泻，影响治疗。

（三）舱内治疗时的护理

严格执行治疗方案，精心操作，保证仪器、设备运转正常，以确保治疗的安全。加压时密切观察首次接受高压氧治疗的患者，细致耐心地指导其咽鼓管的开张方法，通过对讲机不时询问患者耳部及身体有何不适。同时通过视频监控观察患者的表情，发现表情变化及时处理。认真观察患者的吸氧量，提醒患者戴好面罩。减压时温度下降，提示患者做好保暖，以免着凉，同时告知患者不要屏气，以免引起肺气压伤。减压时不要靠近舱壁，以防血管收缩，影响治疗效果。

（四）出舱后

测量生命体征，检测血糖，询问患者的治疗感受，及时与病房的护理人员联系，做好交班。

（五）低血糖的护理

低血糖一般发生在空腹及皮下注射胰岛素 3～4 h，所以在安排糖尿病视网膜病变的患者接受治疗时要充分考虑到这一点，合理安排治疗时间。

第三节　突发性耳聋的高压氧治疗及护理

一、概述

突发性耳聋是指 72 h 内突然发生的原因不明的感音神经性听力损失，至少在相邻的两个频率听力下降≥ 20 dBHL。（注：原因不明是指还未查明原因一旦查明原因，就不再诊断为突发性耳聋，此时突发性耳聋只是疾病的一个症状。）

（一）分型

突发性耳聋根据听力损失累及的频率和程度建议分为高频下降型、低频下降型、平坦下降型和全聋型（含极重度聋）。

1. 低频下降型

1 000 Hz（含）以下频率听力下降，至少 250 Hz、500 Hz 处听力损失≥ 20 dBHL。

2. 高频下降型

2 000 Hz（含）以上频率听力下降，至少 4 000 Hz、8 000 Hz 处听力损失≥ 20 dBHL。

3. 平坦下降型

所有频率听力均下降，250 ～ 8 000 Hz（250 Hz、500 Hz、1 000 Hz、2 000 Hz、3 000 Hz、4 000 Hz、8 000 Hz）平均听阈≤ 80 dBHL。

4. 全聋型

所有频率听力均下降，250 ～ 8 000 Hz（250 Hz、500 Hz、1 000 Hz、2 000 Hz、3 000 Hz、4 000 Hz、8 000 Hz）平均听阈≥ 81 dBHL。

中频下降型突发性耳聋（听力曲线 1 000 Hz 处有切迹）在我国罕见，可能是骨螺旋板局部供血障碍造成螺旋器缺氧损伤所致，多与遗传因素相关，目前暂不单独分型（可纳入低频下降型）。

（二）病因及发病机制

突发性耳聋的病因和病理生理机制尚未完全阐明，局部因素和全身因素均可能引起突发性耳聋，常见的病因包括血管性疾病、病毒感染、自身免疫性疾病、传染性疾病、肿瘤等。只有 10％～15％ 的突发性耳聋患者在发病期间能够明确病因，另有约 1/3 患者的病因是通过长期随访评估推测或确定的。一般认为精神紧张、压力大、情绪波动、生活不规律、睡眠障碍等可能是突发性耳聋的主要诱因。

目前较公认的可能发病机制包括内耳血管痉挛、血管纹功能障碍、血管栓塞或血栓形成、膜迷路积水及毛细胞损伤等。不同类型的听力曲线可能提示不同的发病机制，在治疗和预后上均有较大差异：低频下降型多为膜迷路积水，高频下降型多为毛细胞损伤，平坦下降型多为血管纹功能障碍或内耳血管痉挛，全聋型多为内耳血管栓塞或血栓形成。因此，建议根据听力曲线进行分型，并采取相应的治疗措施。

（三）临床表现

（1）突然发生的听力下降。

（2）耳鸣（约 90％）。

（3）耳闷胀感（约 50％）。

（4）眩晕或头晕（约 30％）。

（5）听觉过敏或重听。

（6）耳周感觉异常（全聋患者常见）。

（7）部分患者会出现精神心理症状，如焦虑、睡眠障碍等，影响生活质量。

（四）检查

1. 必须进行的检查

（1）耳科检查，包括耳周皮肤、淋巴结、外耳道及鼓膜等的检查。注意耳周皮肤有无疱疹、红肿，外耳道有无耵聍、疖肿、疱疹等。

（2）音叉检查，包括林纳试验、韦伯试验及施瓦巴赫试验。

（3）纯音测听，包括 250 Hz、500 Hz、1 000 Hz、2 000 Hz、3 000 Hz、4 000 Hz 及 8 000 Hz 的骨导和气导听阈。

（4）声导抗检查，包括鼓室图和同侧及对侧镫骨肌声反射。

（5）伴有眩晕时，应进行自发性眼震检查，并根据病史选择性地进行床旁 Dix-hallpike 试验和 / 或 Roll 试验。

2．检查项目

（1）其他听力学检查：如耳声发射、听性脑干反应（ABR）、耳蜗电图、言语测听（包括言语识别阈、言语识别率）等。

（2）影像学检查：包含内听道的颅脑或内耳 MRI，应注意除外听神经瘤等桥小脑角病变；根据病情需要可酌情选择颞骨 CT 检查。

（3）实验室检查：血常规、血生化（血糖、血脂、同型半胱氨酸等）、凝血功能（纤维蛋白原等）、C 反应蛋白等。

（4）病原学检查：支原体、梅毒、疱疹病毒、水痘病毒、HIV 等。

（5）对伴有眩晕需要进一步明确诊断和治疗的患者，应根据其具体情况选择进行前庭和平衡功能检查。对于有设备噪声或较强刺激声的检查（如 MRI、ABR 等），除因怀疑脑卒中等紧急情况而必须立即检查外，一般不推荐在发病 1 周内安排检查。

（五）诊断依据

（1）在 72 h 内突然发生的，至少在相邻的两个频率听力下降≥ 20 dBHL 的感音神经性听力损失，多为单侧，少数可双侧同时或先后发生。

（2）未发现明确病因（包括全身或局部因素）。

（3）可伴耳鸣、耳闷胀感、耳周皮肤感觉异常等。

（4）可伴眩晕，恶心、呕吐。

（六）鉴别诊断

突发性耳聋首先需要排除脑卒中、鼻咽癌、听神经瘤等严重疾病，其次需除外常见的局部或全身疾病，如梅尼埃病，各种类型的中耳炎，病毒感染如流行性腮腺炎、耳带状疱疹等。

双侧突发性耳聋需考虑全身因素，如免疫性疾病（自身免疫性内耳病、Cogan 综合征等）、内分泌疾病（甲状腺功能低下等）、神经系统疾病（颅内占位性病变、弥散性脑炎、多发性硬化等）、感染性疾病（脑膜炎等）、血液系统疾病（红细胞增多症、白血病、脱水症、镰状细胞贫血等）、遗传性疾病（大前庭水管综合征、Usher 综合征、Pendred 综合征等）、外伤、药物中毒、噪声性聋等。

二、高压氧治疗

临床研究发现，对突发性耳聋患者进行高压氧治疗可有效增加其大脑内的血氧分压和血氧弥散度，改善其内耳的微循环，缓解其内耳缺氧和水肿的状态，起到治疗突发性耳聋的作用。

对排除高压氧禁忌证后的患者，在常规给予疏通微循环、营养神经治疗的基础上加用高压氧治疗。采用单人空气加压舱，治疗压力 2 ~ 2.5 MPa，根据患者的病情和耐受能力逐渐加压和减压，中间压后戴面罩吸纯氧，每次 60 ~ 70 min，1 次 / 天，10 d 为 1 个疗程。一般治疗 1 ~ 3 个疗程。

三、护理

（一）进行治疗前护理

1. 认知护理

在进行高压氧治疗前，首先要进行认知护理，主要向患者传授高压氧治疗及突发性耳聋的健康教育知识，讲解突发性耳聋的临床症状及高压氧治疗的作用和效果，并且告知患者治疗过程中的注意事项，让患者提前做好心理准备，可以有效提高治疗的依从性。护士在进行健康宣讲时一定要把握尺度，既不要夸大治疗的危险，也不要忽略危险的存在，要实事求是，减轻患者的不良情绪。

2. 心理护理

做好患者的心理护理。由于突发性耳聋严重影响患者的听力，所以患者会出现焦虑紧张等不良情绪，对自己的病情十分担忧，情绪波动较大会致患者进入应激状态，影响治疗的依从性和效果。所以护士要做好患者的心理干预，要向患者介绍病房的环境，了解患者的生活习惯及兴趣爱好等，通过手势及笔谈的方式与患者进行沟通，可以向患者介绍一些成功的治疗案例，增强患者的治疗信心。要让患者的家属多与患者交流，在患者面前避免出现焦虑的情绪，让家属多陪伴患者。

（二）高压氧治疗的护理

向患者介绍高压氧治疗的注意事项，如禁止携带香烟、火机、火柴、手机等易燃易爆物品，在治疗前要接受检查，确保未带违禁物品。护士要取得患者的理解，确保治疗过程中不会发生意外。询问患者是否感觉鼻塞，可以在治疗前使用1％的麻黄碱滴入鼻腔内，以排出鼻腔内的分泌物，从而缓解鼻塞的症状。指导患者做咽鼓管的调压动作，包括吞咽、张口、捏鼻鼓气等。

治疗前要测量患者的生命体征，包括血压和脉搏等。患者要换上纯棉的衣服，进入高压氧舱前要将大小便排空。告知患者高压氧舱的环境及舱内通信设备的使用方法。告知患者不要随意搬弄舱内的设施，否则会发生意外。告知患者做好耳压调节，注意调压时不要过度鼓气。治疗过程中防止患者出现耳部不适，提高患者的治疗依从性。

在稳压阶段，护士要指导患者佩戴吸氧面罩，并且掌握正确的吸氧方法，可以让同时接受治疗的患者之间相互提醒和帮助，一旦发现患者口周围有皮肤麻木等异常情况要及时告知医生。在减压阶段患者要保持身心放松，呼吸平稳，感觉到耳部向外出气时不要慌张，知晓这属于正常现象。加压过程中患者如果感觉不适要停止加压，等患者的不适症状消失后再继续进行治疗。在治疗时指导患者不要说话、吃东西。

减压时舱内的温度会明显下降，此时患者要做好保暖措施，避免感冒。减压时不要屏气和剧烈咳嗽，否则会造成肺气压伤。高压氧治疗期间胃肠蠕动会加快，患者可能会感觉到腹胀、便意，告知患者这都是正常现象。

患者走出治疗舱后，护士要及时将患者送回病房并且做好保暖措施，对患者的临床症状进行观察，特别关注是否发生关节疼痛及皮肤瘙痒等不良反应，一旦发现异常要及时进行治疗。治疗后，患者要保持规律的作息，确保充足的休息，并且要加强营养摄入，减轻治疗后的疲劳感。可以通过扩血管及能量合剂的方式进行治疗，有助于改善内耳的血液循环，促进疾病的康复。有些患者有耳鸣和头晕的症状，注意要加强休息，特别是在日常活动中动作要缓慢，避免发生意外情况。如果患者使用抗凝剂，那么在日常活动时要注意避免发生磕碰，否则会导致出血。

3．出舱后护理

询问患者舱内感受，鼓励患者表达不适；及时了解患者的情绪，有针对性地给予心理疏导；帮助患者顺利完成高压氧的疗程。

（三）综合护理

提供舒适、安静的病房环境，指导合理饮食，忌烟酒、浓茶。观察药物治疗的疗效和不良反应。心理护理贯穿整个治疗疗程。

三、出院指导

给予书面的出院健康教育处方。告知患者避免听力再次损伤，保持情绪稳定，心情舒畅，改变不良生活方式和行为习惯，注意劳逸结合，避免噪声刺激，避免使用耳毒性药物等。对治疗无效的全聋患者推荐佩戴助听器。突发性耳聋是一种临床常见病，因听力突然下降及耳鸣，特别是重度耳聋及双耳聋，患者往往心理压力大，担心预后。在药物治疗的基础上结合高压氧治疗能明显提高听力，改善耳鸣及眩晕等症状。在高压氧治疗过程中实施正确的护理，有助于帮助患者保持良好心态，配合治疗，提高临床治疗效果，早日康复。

参考文献

[1] 暴国丹. 高压氧配合针对性的护理措施治疗颅脑外伤昏迷患者的效果 [J]. 中国医药指南，2021，19（05）：161-162.

[2] 陈爱芬. 突发性耳聋高压氧治疗及护理探讨 [J]. 中西医结合护理（中英文），2016，2（09）：93-94+97.

[3] 陈文清，龙颖，马晓利. 高压氧辅助治疗缺氧缺血性脑病 86 例护理体会 [J]. 齐鲁护理杂志，2018，24（09）：98-100.

[4] 董艳芳. 糖尿病足的治疗及护理 [J]. 基层医学论坛，2017，21（03）：350-351.

[5] 高军. 职业性噪声耳聋患者的高压氧治疗及护理 [J]. 中国培训，2016（18）：269.

[6] 贾春红. 分析高压氧治疗突发性耳聋的疗效及护理 [J]. 世界最新医学信息文摘，2019，19（31）：288-289.

[7] 康福娟，张莉. 探讨急诊高压氧治疗陪舱护理风险以及预防 [J]. 兵团医学，2020，18（03）：81-82.

[8] 栗娜，付爽. 高压氧治疗 CO 中毒迟发性脑病的疗效观察及护理 [J]. 航空航天医学杂志，2016，27（07）：925-927.

[9] 梁果. 高压氧治疗脑卒中偏瘫患者疗效及护理体会 [J]. 中国实用神经疾病杂志，2016，19（13）：134-135.

[10] 林晓，赵丽芬，曾明珠. 气道管理对高压氧治疗重度颅脑损伤患者疗效的影响 [J]. 现代医药卫生，2021，37（13）：2263-2265.

[11] 林梓. 小儿病毒性脑炎 152 例治疗及护理体会关键思路分析 [J]. 中国社区医师，2020，36（29）：147-148.

[12] 刘爽. 重型颅脑外伤患者早期高压氧治疗的效果观察及护理 [J]. 中外女性健康研究，2019（03）：173+175.

[13] 路鹤娟. 高压氧联合治疗压力性损伤患者 1 例的护理体会 [J]. 安徽卫生职业技术学院学报，2020，19（01）：144-145.

[14] 邱茜. 缺血性脑卒中患者行高压氧治疗的护理体会 [J]. 中国城乡企业卫生，2020，35（09）：211-212.

[15] 邵文静. 高压氧治疗气管切开患者的护理应用 [J]. 名医，2020（16）：164-165.

[16] 宋爱云. 高压氧治疗一氧化碳中毒迟发性脑病的护理体会 [J]. 中国继续医学教育，2016，8（18）：252-253.

[17] 孙珊珊，戴永建. 早期高压氧联合整体康复护理对脑出血患者神经功能及预后日常生活能力的影响 [J]. 现代中西医结合杂志，2019，28（01）：99-102.

[18] 谭莉娟. 颅脑损伤行高压氧治疗与护理的研究进展 [J]. 临床合理用药杂志，2016，9（36）：180-181.

[19] 王献梅. 高压氧治疗 CO 中毒迟发性脑病的疗效及护理 [J]. 黑龙江医药科学，2020，43（03）：185-186.

[20] 翁阿妹. 早期高压氧联合药物和护理干预治疗周围性面瘫的效果 [J]. 福建医药杂志，2019，41（02）：176-177.

[21] 冼莹，谭莉娟，樊金莲，等. 高压氧综合治疗对小儿早期脑瘫患者认知言语及运动能力的改善作用 [J]. 河北医学，2018，24（02）：266-269.

[22] 肖玉苹，刘雪芹. 高压氧治疗及护理在新生儿缺氧缺血性脑病中的应用效果 [J]. 临床合理用药杂志，2018，11（24）：103-104.

[23] 杨宏宁. 循证护理在高压氧治疗急性 CO 中毒迟发性脑病中的应用价值 [J]. 中外女性健康研究，2019（23）：172+205.

[24] 杨洋，李晓亚. 高压氧治疗及针对性护理在外伤性脊髓损伤中的应用效果 [J]. 临床医学研究与实践，2020，5（03）：179-181.

[25] 叶敏，陈哲，罗云英. 高压氧治疗及个性化护理对慢性难愈性伤口患者的疗效观察 [J]. 中国实用医药，2019，14（33）：173-174.

[26] 张辉. 高压氧护理对突发性耳聋患者的效果分析 [J]. 实用临床护理学电子杂志, 2020, 5（04）: 148+150.

[27] 张静. 高压氧治疗脑梗死患者的临床疗效及护理措施 [J]. 世界最新医学信息文摘, 2017, 17（43）: 228+230.

[28] 张立. 高压氧治疗脑卒中后偏瘫患者的效果观察及护理体会 [J]. 中西医结合心血管病电子杂志, 2016, 4（31）: 131+134.

[29] 张丽, 姜辉, 黄丽贤, 等. 突发性聋治疗及护理干预研究进展 [J]. 世界最新医学信息文摘, 2017, 17（83）: 200-201.

[30] 张丽萍. 高压氧治疗新生儿缺血缺氧性脑病 50 例效果观察及护理 [J]. 中国继续医学教育, 2016, 8（29）: 225-226.

[31] 张艳. 高压氧治疗突发神经性耳聋 42 例的疗效观察及护理 [J]. 中国实用神经疾病杂志, 2016, 19（03）: 138-140.